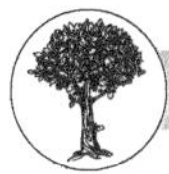

心血管疾病预防与康复临床路径丛书

国家心血管病中心　冯　雪　总主编

运动康复及心理管理

马　云　梁　辰　主编

人民卫生出版社

图书在版编目（CIP）数据

运动康复及心理管理/马云，梁辰主编.—北京：人民卫生出版社，2017

（心血管疾病预防与康复临床路径丛书）

ISBN 978-7-117-25672-8

Ⅰ.①运…　Ⅱ.①马…②梁…　Ⅲ.①心脏血管疾病-康复训练　Ⅳ.①R540.9

中国版本图书馆 CIP 数据核字(2017)第 300689 号

运动康复及心理管理

主　　编：马　云　梁　辰
出版发行：人民卫生出版社（中继线 010-59780011）
地　　址：北京市朝阳区潘家园南里 19 号
邮　　编：100021
E - mail：pmph @ pmph. com
购书热线：010-59787592　010-59787584　010-65264830
印　　刷：北京教图印刷有限公司
经　　销：新华书店
开　　本：850×1168　1/32　**印张**：8
字　　数：200 千字
版　　次：2017 年 12 月第 1 版　2019 年 2月第 1 版第 3 次印刷
标准书号：ISBN 978-7-117-25672-8/R · 25673
定　　价：28.00 元

《运动康复》编委会

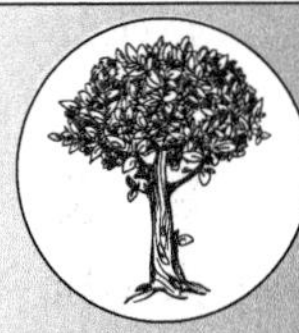

主　编

马　云　国家体育总局运动医学研究所

梁　辰　国家体育总局运动医学研究所

副主编

唐熠达　国家心血管病中心·中国医学科学院阜外医院

徐　波　国家心血管病中心·中国医学科学院阜外医院

刘　慧　河南省安阳地区医院

编　委（以姓氏汉语拼音为序）

高　璨　国家体育总局运动医学研究所

高　歌　国家心血管病中心·中国医学科学院阜外医院

黄晓红　国家心血管病中心·中国医学科学院阜外医院

任姗姗　北京医院

沈玉芹　上海市同济医院

史文丽　中国康复研究中心北京博爱医院

王扬淦　武汉大学中南医院

王振华　福建医科大学附属第二医院

魏　莹　山东省德州市人民医院

叶　群　上海体育学院

翟林丹　四川省成都体育学院

张晨曦　北京康复医院

张建红　国家体育总局运动医学研究所
张　灵　中国人民解放军第263医院
郑　茵　海南省人民医院
朱小烽　浙江省嘉兴学院

主　审

谢敏豪　国家体育总局运动医学研究所

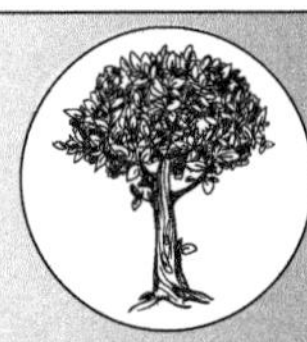

心血管疾病预防与康复临床路径丛书
《心理管理》 编委会

副主编

王向群　北京大学第六医院

丁荣晶　北京大学人民医院

陈　刚　国家心血管病中心·中国医学科学院阜外医院

编　委（以姓氏汉语拼音为序）

陈晓英　武汉亚洲心血管病医院

胡　荣　首都医科大学附属北京安贞医院

李　响　国家心血管病中心·中国医学科学院阜外医院

林云芳　国家心血管病中心·中国医学科学院阜外医院

刘梅颜　首都医科大学附属北京安贞医院

刘鹏举　中国医学科学院北京协和医院

刘双梅　山东省青岛市立医院

孙洪强　北京大学第六医院

王　垒　河南省安阳地区医院

王一波　上海市黄浦区中心医院

魏以桢　国家心血管病中心·中国医学科学院阜外医院

张　锦　兰州大学第一医院

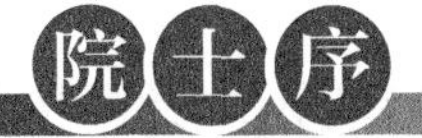

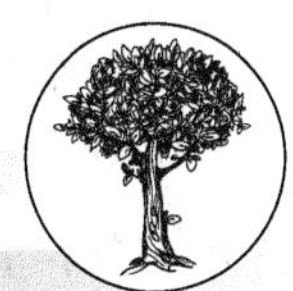

全面建设规范化的心血管预防及康复临床体系

据《中国心血管病报告2016》，中国心脑血管疾病患病率处于持续上升阶段，2017年推算目前我国患病人数约2.9亿，死亡率居于疾病谱首位。

心血管疾病预防与康复的临床体系建立成为降低患病率，病死率及急性心血管事件发生，患者病后生活质量改善的重要措施。但由于疾病治疗负担过重，缺乏可操作的规范科学的临床路径，医院和患者双方重视不够等诸多因素，使得中国的心血管临床诊疗路径长期缺失规范化的预防和康复部分。

根据WHO影响个人健康和寿命的描述，生活方式占60%的因素，其他依次是环境因素，生物学因素及医疗卫生因素。因此，从健康角度出发，积极采用非药物治疗（即以生活方式为主的治疗）作为主要的医学干预手段，用科学的方法管理生活中的运动、饮食、睡眠、心理、呼吸及烟草等方方面面，才能从源头上解决我国日益严重的心血管疾病负担。

该套丛书立足我国心血管疾病患者特点，第一次系统梳理了预防及康复临床路径中的各个方面，大量引用了国内外的循证证据，借鉴了祖国传统医学的有效手段，建立了一套临床可操作，可应用，有实效，可推广的心血管预防及康复临床路径。

丛书不仅可以为心血管预防与康复专业人才提供技术培训的教材，也可以为开展心脏康复的医疗机构提供实践指导。本套丛书的编写及推广将对大健康产业注入全新的医学科学的内容，更是对“健康中国2030发展纲要”中预防为主的思想的全面实践。

中国工程院院士　胡盛寿

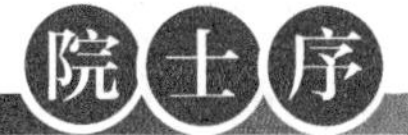

院士序

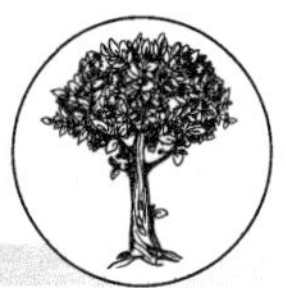

心血管疾病是威胁我国人口健康领域最严重的疾病之一，其死亡率位居我国人口总死亡结构数的前列，是对我国实施“健康中国”战略必须认真应对的一项严峻挑战。

心血管疾病的预防与康复策略以及各类有成效的措施，应该在我国范围内、在城乡不同层面，加以重视和采取合理与有效的措施，力图有效降低发病率、致残率及死亡率，提高人口的生存质量，并增加人口的期望寿命。这也是世界卫生组织历年来倡导的卫生保健战略目标，要求实现“人人享有卫生保健”。从公平、伦理、教育、性别观等多维度出发，倡导并加以落实。在心血管疾病预防与康复实践中，在医院内外、家庭及社区、以及自我参与等不同层次，维护和促进人民健康，实现回归家庭和重返社会的基本目标。

国家心脏中心、中国医学科学院阜外医院心脏康复学科冯雪主任，多年来从事心脏外科术后康复临床实践，积累了丰富的临床经验。近几年多次在全国范围内巡讲心脏康复的理念及实践经验、组织全国心脏康复学科领域的学术交流，在推动全国心脏血管疾病的预防及康复事业方面，作出了有实际成效的贡献。为了规范心血管疾病的预防和心脏康复流程，今又进一步组织全国具有实际经验的专家，合作编著《心血管疾病预防与康复临床路径丛书》，该书从心脏康复流程与路径包括运动康复方法及效果评估、呼吸锻炼、疼痛管理、心理管理、睡眠管理，营养管理、烟草干预与评估等等，作出了较细致的论述；对各类心血管疾病，包括介入后、心脏外科手术后患者的种种具体康复措施；以及中西医结合心脏康复的方药使用及传统运动模式及针灸等外治法的应用等等，本丛书均从多个层面，系统介绍上述预防及康复的相关理念、联系预防与康复临床路径，讲述具体方法，切合实际，对临床实践富有具体的指导或借鉴作用。

心脏血管疾病预防与康复技术层面知识的实施，需要与全程性健康教育，全程性干预，整体性和个体化干预相结合，要求医患合作参与并有自我决策理念的体现。JACC 从上个世纪九十年代开始，迄今先后发表过多系列接受康复干预对心肌梗死及其 PCI 及 Bypass 处置后存活率的有益效果，一组老年患者 601，099 例的康复干预 5 年效果观察，认为可提高 5 年生存率 21%~34%，很有启迪意义。希望接受预防或康复者能够具有我国唐代《千金方》著者孙思邈所倡导的“自慎”的文化感受性及可获得性的参与及体验。

祝贺《心血管疾病预防与康复临床路径丛书》的面世，为造福民生，降低我国心血管疾病的发病率和死亡率，作出应有的新的贡献。

中国科学院资深院士　陈可冀　谨识

2017 年盛暑於北京

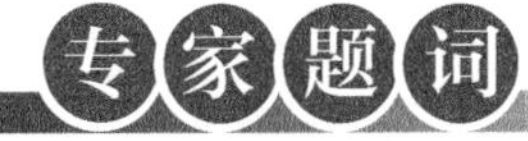

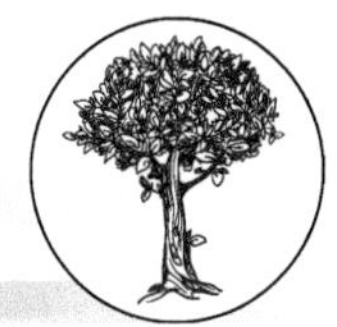

将心血管病预防和康复临床路径融入心血管诊疗全过程，脚踏实地做好心血管病防治工作！

高润霖

二〇一七年七月

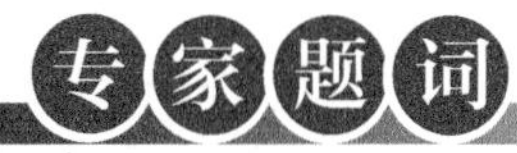

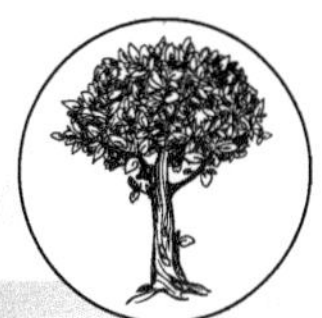

想健康，早预防，

智体充沛，国富民强。

王彦峰

2017年7月8日

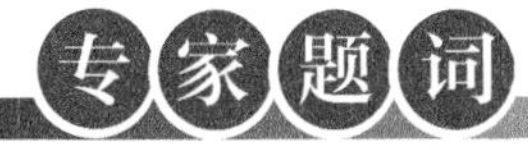

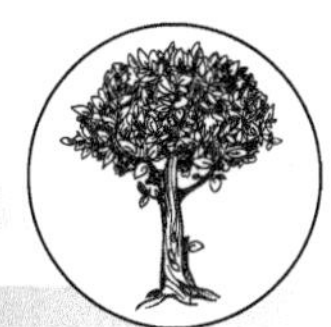

努力实践，为全面推进心血管预防与康复奋斗！

胡大一 2017.7.8

《运动康复》 前言

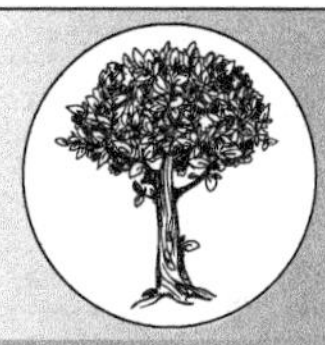

近年来，我国患高血压、冠心病、糖尿病等慢性非传染性疾病的患者数量呈快速上升趋势。心血管病、肿瘤、糖尿病、呼吸系统疾病等四种慢性病导致的死亡人数占总死亡人数的86.6%，慢性病支出占总医疗支出的80%。应对我国当前严峻的健康问题，构建新型健康管理模式迫在眉睫。“健康中国2030”纲要颁布，将健康融入政策，为今后15年里中国推进健康管理指明了方向。《纲要》明确指出要建立、完善针对不同人群、不同环境、不同身体状况的运动处方，推动形成体医结合的疾病管理与健康服务模式。

当前大众对参加体育锻炼的热情很高，慢性病人群也期盼得到科学有效的健身指导。如何通过运动促进健康，运动又如何干预慢性病，急需从理论层面和实践层面去破解。运动医学研究所连续十余年不断进行科技部大众健身课题研究，在“十一五”“十二五”“科技支撑计划”研究的基础上，将成果向应用转化并服务于大众健康，对高血压、糖尿病、冠心病、肥胖等人群的运动风险和运动效果做了大量的研究和临床工作。在防治慢病过程中，运动医学研究所秉承美国运动医学会（ACSM）一直倡导的“运动是良医，运动促进健康”理念，将体育科学的理念与现代医学理念、运动处方与医学治疗、测试技术方法三者相融合，先后编写了《高血压运动处方指南与实例》和《糖尿病运动处方与实例》。

本书参照美国ACSM《运动测试与运动处方指南》（第九版）（ACSM's guidelines for exercise testing and prescription Ninth edition）的基本理论、同时查证了大量临床资料，阐述了心血管病运动处方制定的理论依据，反映了当今国际上运动干预心血管病的最新趋向。对心血管病的运动效益、风险以及操作流程、处方类型等都做了详细的介绍；书中还结合多年的研究和临床实践，提出了不同心血管病的运动处方实例；本书突出的地方在于，编者按照标准化的临床流程进行一系列的检查、检测和评估，再针对不同病情提供个性化的运动处方。希望此书中的操作流程和各类运动处方示例能够为今后规范化的运动处方提供指导性的经验和借鉴参考。

由于我们的水平和经验有限，有不妥之处欢迎批评指正。

国家体育总局运动医学研究所 马 云

2017年9月

《心理管理》 前言

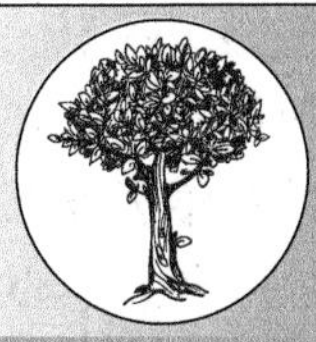

近年来，不管是在医务工作人员还是普通百姓心中已经越来越意识到心血管疾病与精神心理因素密不可分了。精神心理问题不仅是心血管疾病的原发病因和危险因素，同时又可加速疾病的进程，导致预后的恶化。

心血管疾病患者常常伴有焦虑、抑郁等心理问题，这已经被大量研究证实。目前的研究同样证实单纯的精神心理因素就可以引发心肌缺血，甚至导致猝死；而原本的缺血状态也会因精神心理问题更进一步加重，精神心理问题更会影响患者的治疗依从性，不规律地服药、不良的饮食生活习惯对于病情的控制十分不利，而疾病不良的进展更加恶化患者的精神心理问题。这样的循环在临床实际情况中并不少见，只有打断这个循环，才能让患者自己积极主动地投身到自己疾病的有效管理中来。而打断恶性循环的第一步则需要我们的医务人员来启动！医务人员首先要意识到患者的精神心理问题，才能告知并处理患者的精神心理问题。

然而，现实的情况是医务人员要意识到精神心理问题也是一个难题。我国精神卫生从业人员严重缺乏，精神卫生知识普及欠缺，民众对专业的精神卫生机构更是存在羞耻回避心理，以至于专业的精神卫生服务远远不能满足当下的实际需求。而心血管科医生更是工作繁忙，在有限的时间内接诊大量的患者，医生也很难去问诊患者精神心理方面的问题，有时医生也忽略了甚至没有意识到这方面问题的重要性，而患者本人则以躯体不适前来就诊，更加不会主动地谈及其精神心理问题，这些都给医务工作者临床上鉴别诊断工作带来了困难。

要想在心血管疾病的干预上取得好的效果，就必须重视精神心理问题，这一点已经在医学界得到了一致的认同，但要做好这一点却很难。本书编写的主要目的也是希望能在这件事上尽一份绵薄之力。本书的内容包含了双心疾病的基础理论，也包含了疾病的诊断和治疗部分，其中治疗更是包括了药物治疗、心理治疗、行为干预等。希望本书能为临床医生带来一些帮助，更好地在工作中解决面临的困难。

北京大学第六医院 | **王向群**

2017 年 9 月

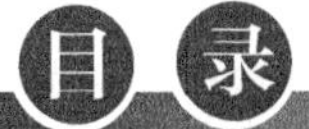

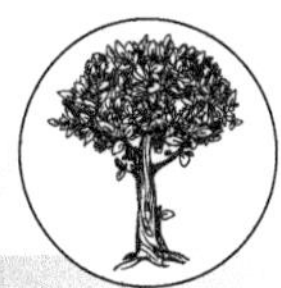

运动康复

心理管理

运动康复

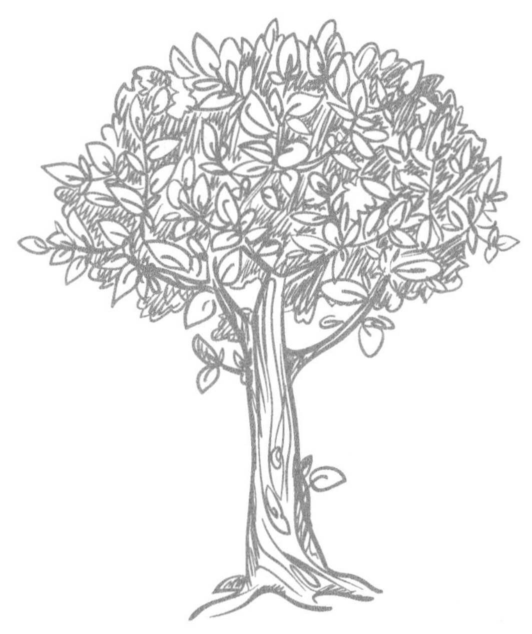

第一章

心血管疾病临床诊疗常识

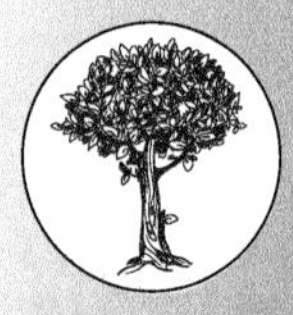

心血管系统是一个封闭的管道系统，由心脏和血管所组成。心脏是动力器官，血管是运输血液的管道。通过心脏有节律性收缩与舒张，推动血液在血管中按照一定的方向不停地循环流动，以适应器官、组织的需要，从而保证机体内环境的相对恒定和新陈代谢的正常进行。

一、心血管疾病

心血管疾病（Cardiovascular diseases，CVD）是一系列涉及循环系统的多种疾病的总称。CVD 可以分为急性和慢性，一般都与动脉粥样硬化有关。动脉粥样硬化即动脉血管内壁有脂肪、胆固醇等沉积，并伴随着纤维组织的形成与钙化等病变。冠状动脉粥样硬化性心脏病简称冠心病，是一种最常见的 CVD。“三高症”（高血压、高血糖、高脂血症）常是冠心病、肺源性心脏病等多种 CVD 发生的主要原因，故也可归属于 CVD。由于冠状动脉粥样硬化所引起的管腔狭窄或闭塞，在时间长短、程度轻重方面不尽相同，因此可表现为隐匿型心脏病、心绞痛、心肌梗死、心肌硬化和心源性猝死等，这些疾病也归于 CVD 范畴。

（一）心血管疾病病因

当前，我国心血管疾病的发病率仍在不断增高，发病年龄也有所提前，这主要与人们生活水平提高、生活习惯改变、人口老龄化、环境不断变化等情况导致的 CVD 危险因素持续增长有关，使得 CVD 的发病率和死亡率居高不下。CVD 的防治负担日益加重，已成为我国当今社会人群健康所面临的重要公共卫生问题，加强心血管疾病的防治已刻不容缓。

迄今，已发现有 300 余种危险因素和 CVD 相关。这些危险因素大致可分为以下三类：主要危险因素、潜在危险因素、社会经济/心理行为因素。主要危险因素包括：年龄、性别、家族史、吸烟、高血压、糖尿病、脂代谢紊乱等；潜在危险因素主要有：肥胖、胰岛素抵抗、糖代谢异常、凝血因子升高、慢性炎症、睡眠呼吸障碍等；社会经济/心理行为因素包括：不健康饮食、饮酒、缺乏体力活动、教育程度、经济收入、职业及职业变动、性格类型、精神紧张等。近些年来，随着研究不断深入，“新”危险因素不断被报道，如高敏 C 反应蛋白（hs-CRP）、纤维蛋白原、脂蛋白 a、同型半胱氨酸、脂蛋白相关性磷脂酶 A2（Lp-PLA2）等，这些危险因素的发现为 CVD 的防治提出了新的要求。CVD 的发病是多个危险因素共同作用的结果，因此它的发病不仅仅取决于某一个危险因素的严重程度，更取决于个体具有的危险因素的数目、程度及危险因素作用于机体的持续时间。

（二）心血管疾病分类

1. 高血压病　高血压（hypertension）是以体循环动脉血压持续升高——成年人收缩压≥140mmHg（18.6kPa）和（或）舒张压≥90mmHg（12.0kPa）为主要表现的疾病。动脉压的持续升高可导致靶器官如心脏、肾脏、脑和血管的损伤，并伴全身代谢性改变。

高血压按病因可分为原发性高血压和继发性高血压两大类。原发性高血压占高血压的 95%以上，继发性高血压是指某些确定的疾病和原因引起的血压升高，约占高血压的

1%~5%。

2. 心律失常　心律失常（cardiac arrhythmia）指心脏电活动的频率、节律、起源部位、传导速度或激动次序的异常，按其发生原理分为冲动形成异常和冲动传导异常。

3. 冠心病　冠心病主要类型包括：①隐匿型或无症状性冠心病；②心绞痛；③心肌梗死；④缺血性心肌病；⑤猝死。

4. 心力衰竭　心力衰竭（heart failure）在临床上以肺循环和（或）体循环淤血以及组织血液灌注不足为主要特征，又称充血性心力衰竭（congestive heart fai1ure），常是各种病因所致心脏病的终末阶段。

5. 心肌病　心肌病（DDM）是一组由于心脏下部分腔室（即心室）的结构改变和心肌壁功能受损所导致心脏功能进行性障碍的病变。其临床表现为心脏扩大、心律失常、栓塞及心力衰竭等。

6. 心肌炎　心肌炎（myocarditis）是指由各种病因引起的心肌肌层的局限性或弥漫性的炎性病变。炎性病变可累及心肌、间质、血管、心包或心内膜。其病因可以是各种感染、自身免疫反应及理化因素。大部分患者经治疗可获得痊愈，有些患者在急性期之后发展为扩张型心肌病改变，可反复发生心力衰竭。

7. 心脏骤停与心源性猝死　心脏骤停（cardiac arrest）是指各种原因引起的心脏突然停止跳动，有效泵血功能消失，引起全身严重缺氧、缺血。心源性猝死（sudden cardiac death，SCD）系指由于各种心脏原因所致的突然死亡。可发生于原来有或无心脏病的患者中，常无任何危及生命的前期表现，突然意识丧失，在急性症状出现后1小时内死亡，属非外伤性自然死亡，特征为出乎意料的迅速死亡。

8. 肺动脉高压　肺动脉高压是以肺血管阻力进行性升高为主要特征，进而右心室肥厚扩张的一类心脏血管性疾病，其发病率、致残率及病死率高，可致难治性右心衰竭。75%的患者集中于20~40岁年龄段，15%的患者年龄在20岁以下。肺动脉高压分为特发性和继发性两类。

9. 心脏瓣膜病　心脏瓣膜疾病就是指二尖瓣、三尖瓣、主动脉瓣和肺动脉瓣的瓣膜因风湿热、黏液样变性、退行性改变、先天性畸形、缺血性坏死、感染或创伤等出现了病变，导致瓣口狭窄和（或）关闭不全，影响血流的运动，从而造成心脏功能异常，最终导致心功能衰竭的心脏疾病。

10. 心包炎　心包炎（pericarditis）是最常见的心包病变，可由多种致病因素引起，常是全身疾病的一部分，或由邻近组织病变蔓延而来。心包炎可分为急性心包炎、慢性心包炎、粘连性心包炎、亚急性渗出性缩窄性心包炎、慢性缩窄性心包炎等。临床上以急性心包炎和慢性缩窄性心包炎最常见。

11. 动脉粥样硬化　动脉粥样硬化（atherosclerosis，AS）是动脉壁变厚并失去弹性的几种疾病的统称，是动脉硬化中最常见且重要的类型。AS是指一组以动脉壁增厚、变硬和弹性减退为特征的动脉硬化性疾病，包括以下三种类型：①动脉粥样硬化是最常见的和最具有危害性的疾病；②动脉中层钙化较少见，好发于老年人的中等肌型动脉，表现为中膜的钙盐沉积，并可发生骨化；③细动脉硬化症常与高血压和糖尿病有关，其基本病变主要是细小动脉的玻璃样变。动脉粥样硬化（atherosclerosis，AS）主要累及大中动脉，是以动脉内膜的脂质沉积、纤维化、粥样斑块形成为基本病变的疾病，可致动脉管壁变硬、管腔狭窄，从而引起一系列继发性病变，是心血管系统疾病中最常见的疾病。

12. 深静脉血栓形成　深静脉血栓形成（Deep vein thrombosis，DVT）是指血液非正常地在深静脉内凝结，属于静脉回流障碍性疾病。血栓形成大都发生于制动状态，最易发生于下肢静脉（尤其是骨科大手术后）。

二、心血管疾病药物介绍

心血管疾病是严重影响人们身体健康的疾病，尤其对于中老年人，是导致死亡的常见病。长期以来，心血管疾病防治药物（参见表1-1-1）的研究一直是医药科学领域的重要课题之一。近年来，随着生命科学研究的进展，特别是基因组学、蛋白质组学、细胞生物学的进步，极大地促进了心血管疾病防治药物的研究。

表1-1-1　心血管疾病患者常用药物及作用

药名和分类	主要作用	对运动的影响	注意事项
β-受体阻滞药：美托洛尔、普萘洛尔、卡维地洛	应用于高血压病、心绞痛、心律失常的治疗；增加房室间阻滞以减慢心室反应	降低极限下和极限负荷运动时的心率和血压，增加心绞痛和心力衰竭患者的运动耐受力	用心率控制强度不适用；应用RPE可能更适合
硝酸盐：硝酸甘油、异山梨酯	应用于心绞痛的治疗，使血管扩张	可能会降低运动中的心率，但通常无作用	血压降低；可能会增加心绞痛患者的运动耐受力
钙通道阻滞药：硝苯地平	应用于心律失常、高血压、心绞痛的治疗减慢心室反应	降低（或无作用于）极限下和极限负荷运动时的心率；降低静息时和运动中的血压	增加心绞痛患者的运动耐受力

续表

药名和分类	主要作用	对运动的影响	注意事项
洋地黄类：地高辛	增加收缩力；主要应用于心力衰竭患者	降低心房颤动和心力衰竭患者的静息时心率；对窦性心律患者影响不大	只增加心房颤动和心力衰竭患者的运动耐受力；能引起心电图中ST段降低以致产生假阳性应激测试结果
利尿药：氢氯噻嗪、呋塞米、氨苯碟啶、螺内酯	应用于水肿、慢性心力衰竭、某些肾功能异常的治疗	对静息和运动中的心率无影响；降低静息的血压，但不影响运动中的血压	不影响患者的运动反应（心力衰竭患者除外）；观察由于血钾、血镁过低所致的心室异位搏动的增多
血管紧张素转化酶抑制药：卡托普利、赖诺普利	应用于高血压病、冠心病、慢性心力衰竭、糖尿病、慢性肾病的治疗	对运动中的心率无影响；可能会降低运动中的血压	增加心力衰竭患者的运动耐受力
抗心律失常药：普鲁卡因、利多卡因、氟卡因	针对个体的药物，但可能被用来对抗心律失常，例如心房颤动	可能会增加静息心率；可能会降低静息血压；对运动中的心率和血压无影响	观察运动中QRS波群的增宽；某些药物能引起应激测试出现假阴性结果（例如奎宁丁）
抗血脂药：非诺贝特、阿托伐他汀钙	应用于血胆固醇、三酰甘油增高和代谢综合征的治疗	对静息和运动中的心率和血压无影响	可能会有肌肉疼痛；有时很难辨别肌肉疼痛是由运动，还是由于服用他汀类药物引起的

续表

药名和分类	主要作用	对运动的影响	注意事项
抗凝药或抗血小板药：氯吡格雷、西洛他唑、丁洛地尔	防止血凝、休克、脑卒中和间歇跛行	对静息和运动中的心率和血压无影响	西洛他唑和氟桂利嗪可增强 PAD 导致跛行患者的行走能力

三、心血管疾病的营养治疗

医学营养治疗是心血管疾病综合防治的重要措施之一。营养治疗的目标是控制血脂、血压、血糖和体重，降低心血管疾病危险因素的同时，增加保护因素。鼓励内科医生自己开营养处方，或推荐患者去咨询临床营养师。对于心力衰竭（心衰）患者，营养师作为多学科小组（包括医师、心理医师、护士和药剂师）的成员，通过提供医学营养治疗对患者的预后有着积极的影响，对减少再入院和住院天数、提高对限制钠及液体摄入的依从性、提高生活质量等心衰患者的治疗目标具有重要作用。营养治疗和咨询包括客观地营养评估、准确地营养诊断、科学地营养干预（包括营养教育）、全面地营养监测。推荐首次门诊的时间为 45~90min，第 2~6 次的随访时间为 30~60min，建议每次都有临床营养师参与。从药物治疗开始前，就应进行饮食营养干预措施，并在整个药物治疗期间均持续进行膳食营养干预，以便提高疗效。医学营养治疗计划需要 3~6 个月的时间。首先是行为干预，主要是降低饱和脂肪酸和反式脂肪酸的摄入量，即减少肉类食品、油炸油煎食品和糕点摄入；减少膳食钠的摄入量，清淡饮食，增加蔬菜和水果摄入量。其次是给予 6 周的个体化的营养治疗，膳食。在第 2 次随访时，需要对血脂、血压和血糖的变化进行评估，如有必要，可加强治疗。第 2 次随访时可指导患者学习有关辅助降脂膳食成分（如植物甾醇和膳食纤维）知识，增加膳食中的钾、镁、钙的摄入量，此阶段需对患者的饮食依从性进行监控。在第 3 次随访时，如果血脂或血压没有达到目标水平，则开始代谢综合征的治疗。当血脂已经大幅度下降时，应对代谢综合征或多种心血管病危险因素进行干预和管理。校正多种危险因素的关键是增加运动，减少能量摄入和减轻体重。通过健康教育和营养咨询，帮助患者学会按膳食营养处方计划合理饮食、阅读食品营养标签、修改食谱、准备或采购健康的食物，并在外出就餐时注意合理饮食。极低脂肪膳食有助于达到降脂目标，在二级预防中，这类膳食也可以辅助药物治疗。这类饮食含有最低限度的动物食品，饱和脂肪酸（<3%）、胆固醇（<5mg/d）以及总脂肪（<10%）的摄入量均非常低，该类膳食主要食用低脂肪的谷物、豆类、蔬菜、水果、蛋清和脱脂乳制品，通常称之为奶蛋素食疗法。对于有他汀类药物禁忌的患者可以选择极低脂肪膳食进行治疗，或由临床医师根据病情选择。

心血管疾病的营养治疗原则：

1. 食物多样化，粗细搭配，平衡膳食。

2. 总能量摄入与身体活动要平衡：保持健康体重，BMI 在 18.5~24.0kg/m^2。

3. 低脂肪、低饱和脂肪膳食：膳食中脂肪提供的能量不超过总能量的 30%，其中饱和脂肪酸不超过总能量的 10%，尽量减少摄入肥肉、肉类食品和奶油，尽量不用椰子油和棕榈油，每日烹调油用量控制在 20g~30g。

4. 减少反式脂肪酸的摄入，控制其不超过总能量的 1%：少吃含有人造黄油的糕点、含有起酥油的饼干和油炸油煎食品。

5. 摄入充足的多不饱和脂肪酸（总能量的 6%~10%）：

n-6/n-3 多不饱和脂肪酸比例适宜（5%～8%/1%～2%），即 n-6/n-3 比例达到 4～5：1。适量使用植物油，每人每天 25g，每周食用鱼类>2 次，每次 150g～200g，相当于 200mg～500mg 的 EPA 和 DHA。素食者可以通过摄入亚麻籽油和坚果获取 α-亚麻酸。提倡从自然食物中摄取 n-3 脂肪酸，不主张盲目补充鱼油制剂。

6. 适量的单不饱和脂肪酸　占总能量的 10%左右。适量选择富含油酸的茶油、玉米油、橄榄油、米糠油等烹调用油。

7. 低胆固醇　膳食胆固醇摄入量不应超过 300mg/d。限制富含胆固醇的动物性食物，如肥肉、动物内脏、鱼子、鱿鱼、墨鱼、蛋黄等。富含胆固醇的食物同时也多富含饱和脂肪，选择食物时应一并加以考虑。

8. 限盐　每天食盐不超过 6g，包括味精、防腐剂、酱菜、调味品中的食盐，提倡食用高钾低钠盐（肾功能不全者慎用）。

9. 适当增加钾　使钾/钠＝1，即每天钾摄入量为 70～80mmoL。每天摄人大量蔬菜水果获得钾盐。

10. 足量摄入膳食纤维　每天摄入 25～30g，从蔬菜水果和全谷类食物中获取。(其中 7～13g 为水溶性膳食纤维)。

11. 足量摄入新鲜蔬菜（400～500g/d）和水果（200～400g/d）包括绿叶菜、十字花科蔬菜、豆类、水果，可以降低患冠心病、卒中和高血压的风险。

四、心血管疾病心理与行为治疗

精神紧张、性格类型和行为因素等都与 CVD 的发病有一定的关系，过度兴奋、紧张、焦虑可诱发相关 CVD，故合理的管理自己的情绪与饮食、运动锻炼以及按医嘱服药同样重要。长期的中、低强度有氧运动既可改善和提高靶细胞对胰岛素的敏感性，加速组织对葡萄糖的利用，使血糖水平降低；还可提高肌肉组织中脂蛋白脂肪酶的活性，使极低密度脂蛋白水平降低，高密度脂蛋白水平增高，加速脂肪分解，增加游离脂肪酸、胆固醇的利用，使过多的脂肪组织消耗，起到减肥、降脂和调节脂代谢的作用，有利于防治心血管疾病及并发症。

第二章

心血管疾病运动康复的机制

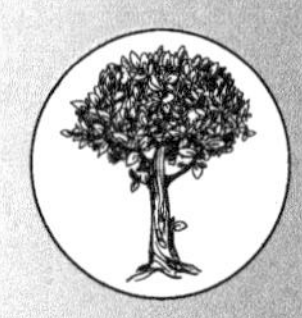

心脏康复是心血管疾病一级预防、二级预防和三级预防的重要组成部分。对于心血管疾病的患者来说，进行有指导的运动被认为是相对安全的。有研究报道，运动参与者心搏骤停、非致死性心肌梗死和死亡的平均发生率分别为每小时1/117000、1/220000和1/75000。数据显示心脏康复对冠脉再通以及其他接受药物治疗或起搏器治疗的患者均有益处。在一项有601099人参与的大型医学研究中，Suaya等评估了心脏康复的作用。该项研究的参与者均为冠心病患者或冠脉再通术后患者，并都是心脏康复的适宜人群。研究者们发现，相对于未参与者，参与了心脏康复的人群死亡率有明显下降（21%～34%）；心脏康复同样有剂量效应，参与了更多疗程的人群有更好的预后。我国尚缺乏关于心脏康复对患者死亡率影响的大型研究。对于没有绝对运动禁忌症的患者，运动的益处要远远大于运动风险，合理的运动可以缓解心血管疾病的症状，甚至逆转心血管疾病的进展，有利于心血管疾病患者的健康。

第一节　运动对心血管疾病的干预机制

心脏康复指应用多种协同的、有目的的各种干预措施，包括康复评估、运动训练、指导饮食、指导生活习惯、规律服药、定期监测各项指标和接受健康教育等，使患者改善生活质量，回归正常社会生活，并预防心血管事件的发生。作为心脏康复的核心，运动康复已开始在分子和基因水平上进行研究，以运动疗法和功能训练为主的心脏运动康复对于改善患者的生存质量和预防心血管事件的发生具有重要意义。

一、运动训练对心脏的直接作用

1. 增强心肌收缩力，抑制心肌纤维化和病理性重构　心肌的病理性重构往往会对心血管疾病患者心功能造成不可逆损害，心脏运动康复作为心肌梗死后二级预防的重要手段，可以逆转心肌负性变速作用，运动使左心室肌球蛋白同工酶从慢型即低活性的三磷酸腺苷酶 V2 和 V3 型转变成快型即高活性的三磷酸腺苷酶 V1 型，使心肌纤维缩短速度加快。运动可以增加心脏储备能力，改善心脏射血功能，提高每搏输出量。急性心肌梗死稳定期患者越早进行康复锻炼、且持续时间越长，改善心脏的收缩功能，增强心脏的工作效率，就越明显，同时可以增强心肌对缺氧的耐受性。

2. 增加冠状动脉血流，促冠脉侧支形成　心脏为应对这种相对缺血的状态，适应方式之一就是发展冠状动脉的侧支循环，而运动能增加冠状动脉的侧支循环形成，使血管平滑肌纤维增大增粗，冠状动脉的侧支血管增多，使血流量增加，管腔增大，管壁弹性增强；从而形成对缺血再灌注损伤的保护作用，能够阻止心肌细胞凋亡、减少心肌梗死面积；促进内皮细胞的释放及分化而促进血管生成；引起冠状动脉调节能力的适应性变化，调节血管内皮细胞产生的血管收缩因子和舒张因子重新回到平衡状态。

3. 抑制或延缓动脉硬化的发生和进展　关于动脉粥样硬化（AS）发生的学说包括脂质浸润学说、慢性炎症学说与氧化学说等。长期运动，使血液循环加快，并有利于血液中胆固醇等物质的清除，使血管保持应有的弹性，并降低毛细血管、微动脉及小动脉的张力。同时，运动通过改善机体的肾素-血管紧张素系统、炎症因子、内皮素、一氧化氮（NO）的合成、释放和作用时间，减少新生内皮的增生和支架置入部位的重构，以抑制和延缓动脉硬化的发生发展进程。

二、外周作用

外周作用，指心脏之外的组织和器官发生的适应性改变，是公认的心血管疾病康复治疗机理，外周机制与中心机制相辅相成。

1. 提高骨骼肌摄氧和利用氧的能力　研究显示，长期的运动训练可以增加机体的峰值摄氧量，同时提高骨骼肌的氧代谢能力，降低血管的外周阻力，增大肌肉毛细血管内皮的表面积，增强肌肉收缩机械效率，减少定量运动时的能量消耗，增加微细动脉直径，舒张外周血管和降低动脉血压；提高糖酵解相关酶活性，增加线粒体数目和糖转运蛋白载体 GLUT-4 水平，促进胰岛素敏感性；增加血浆血清素和抑制瘦蛋白水平等。

2. 对血液流变的影响　运动训练能使血液黏度明显降低，从而使患者的危险因素降低，坚持长期、规律的运动可改善机体凝血状态，特别是对降低血浆纤维蛋白原水平，提高纤维蛋白的溶解能力具有正面的作用。

3. 改善自主神经功能　各种心血管疾病均会导致心脏自主神经功能紊乱，过度亢奋的交感神经对心功能产生负面影响，心脏运动康复可以改善急性心肌梗死患者失衡的自主神经功能，有氧运动通过增加胰岛素敏感性和提高迷走神经的兴奋性，改变压力感受器和化学感受器，降低交感神经活性。

4. 抑制炎症反应　近年来，研究表明炎症在众多心血管疾病发病机制中起着关键性作用。运动康复治疗可显著降低冠心病 PCI 术后患者的高敏 C 反应蛋白（hs-CRP）、白细胞介素、肿瘤坏死因子 α（TNF-α）等炎性递质水平。

5. 控制血压　高血压在冠心病发生发展过程中起着极其重要的作用。长期血压升高可致左心室肥厚和心肌纤维化，使冠状动脉血流供应发生障碍，也影响冠状动脉储备能力。众多研究表明运动训练以后，大脑皮层兴奋性明显改善，皮层趋于主动性抑制过程，从而减少血压波动幅度，使血压保持平稳。运动还可通过扩张外周血管和舒张全身小动脉的方式使血压下降。

6. 调节情绪，改善心理状态　冠心病患者常合并抑郁、焦虑等负性情绪，使得患者的治疗依从性下降并且会增加心血管疾病患者的死亡率。胡大一等提出“双心医学”的概念，提倡心血管和心理的双心健康，强调治疗患者躯体上存在的心血管疾病的同时，关注患者的精神心理问题，尊重患者的主观感受，遵循“社会-心理-生物”医学模式。在一项由 522 名参与心脏康复的患者和 179 名不参与心脏康复的患者组成的研究中，参与心脏康复后患者的心理焦虑得到了明显缓解，在后续随访中，未参与任何正规形式心脏康复的患者由于抑郁问题死亡率达 30%，而参与了心脏康复项目的患者死亡率仅为 8%，此外，在对参与了心脏康复的患者后续的 3 年随访中，有抑郁问题患者的死亡率是没有抑郁问题患者的 4 倍。

三、控制危险因素

心血管疾病往往由多种危险因素共同作用所致，主要危险因素包括：血脂异常、糖尿病、吸烟等。心脏运动康复可显著改善急性心肌梗死患者的心血管危险因素，包括吸烟、血脂、体重、血糖等；改善心血管疾病患者的血脂状况和心肺功能。不同的运动处方所产生的效果也不同，低等强度长时间运动方式对调节心血管疾病患者的血脂异常和心肺功能效果最佳。

第二节 运动对心血管疾病及其并发症的干预效果

一、运动与高血压

高血压是指在未使用降压药物，或在静息状态下动脉收缩压和（或）舒张压增高（≥140/90mmHg），常伴有脂肪和糖代谢紊乱以及心、脑、肾和视网膜等器官功能性或器质性改变。在过去的30年间，大量的临床随机对照试验已证明有氧运动对控制血压的有效作用。研究的对象年龄在18岁~79岁，持续时间从4周到52周不等，运动的强度从“最小”至85%的最大心率的或者90%的最大摄氧量（VO_{2max}），运动的类型包括散步、慢跑、快跑、骑自行车。在经过有氧运动干预后，运动组平均血压降低，收缩压降低10.5mmHg，舒张压降低7.6mmHg。但在这些研究中，没有参加运动的对照组的平均血压也明显地降低：收缩压降低3.8mmHg，舒张压降低1.3mmHg。最近三项关于有氧运动的研究，受试者包括正常人群和高血压人群，结果发现受试者血压的平均值分别降低了4.7/3.1mmHg、3.4/2.4mmHg和3.8/2.6mmHg。高血压和正常血压受试者对比研究发现，高血压受试者的血压比正常受试者的血压降低得更多：在高血压群体中分别降低7.4/5.8mmHg和4.9/3.7mmHg，而在正常群体中分别降低2.6/1.8mmHg和4.4/2.3mmHg。运动降低血压效应的强度依赖于高血压的基线水平。

二、运动与心力衰竭

运动锻炼可以减轻慢性心力衰竭的症状。重度心衰患者应注意预防绝对卧床的并发症，可在床边小坐，运动的原则是：

不应进行费力的、竞争性的锻炼项目，以及易疲劳的活动；病情稳定时，可进行不会诱发心衰症状的低强度活动。不同程度的心衰患者可每日多次步行，每次 3～5 分钟，如活动会使血压、心率轻度升高，停止活动后可很快恢复到原水平，即可维持原活动。病情稳定，心功能较好者，可在专业人员监护下进行适当的有氧运动，如步行，每周 3～5 次，每次 20～30 分钟。运动可以逆转左心室功能并对左心室结构进行重塑，从而缓解并治疗收缩性心力衰竭。在有正常射血分数的心衰患者中，运动则有明显的保护效应。伴有收缩功能受损的充血性心力衰竭主要与舒张功能受损有关。研究证实在耐力运动 4 周以后，收缩功能受损得以明显地改善。运动不宜在饥饿时或饱餐后进行，进食后 1 小时内不宜运动。运动时不要屏住呼吸，不要在过冷或过热的环境中运动。

三、运动对Ⅱ型糖尿病的干预

心血管功能与Ⅱ型糖尿病的发病显著相关。运动疗法作为糖尿病治疗的“五驾马车”中的一部分，其重要性逐步得到认可。运动可减少Ⅱ型糖尿病的发病危险因素，降低发病率，从而降低Ⅱ型糖尿病的发生发展。

1. 保护胰岛 B 细胞功能，减轻胰岛素抵抗和氧化应激研究表明，糖尿病患者运动后摄氧量增加 41%，胰岛素敏感性增加 46%。运动可增加肌细胞膜胰岛素受体的数量，减轻 B 细胞负荷及脂毒性，抑制脂性凋亡，提高肌细胞对胰岛素的敏感性，改善外周胰岛素抵抗，延缓 B 细胞功能衰竭，从而改善糖耐量异常和胰岛素抵抗。运动导致活性氧增加的同时，又可以通过预适应作用提高机体的抗氧化能力，加速自由基清除，从而改善糖耐量异常与胰岛素抵抗，从而缓解糖尿病的发生与发展。

2. 改善心血管功能　糖尿病患者通过适当的运动，可以改善心、脑、肺功能，促进血液循环，增加冠状动脉供血量及提高血管弹性，可提高体内胰岛素受体的敏感性，防治代谢综合征和慢性并发症，如糖尿病周围神经病变、肾脏病变等。较高强度的有氧运动能显著降低糖尿病患者的心血管疾病发病率及总体病死率。

四、运动与高脂血症

血脂异常防治以及血脂异常与心血管疾病的关系的研究较多，早在1948年美国弗莱明翰心脏研究中心进行跟踪调查发现，血清总胆固醇水平与冠心病的发生呈高度的正相关。冠心病的一级预防实验脂质临床研究和弗莱明翰研究结果表明，个体血清总胆固醇水平降低会降低冠心病的发病率和死亡率。也有学者认为脂质代谢不正常是导致冠心病（coronary heart disease，CHD）的根源。长期高血脂可致动脉粥样斑块的形成，而随着斑块的日渐增大，会引起动脉狭窄，致心脏缺血，发生心绞痛（angina pectoris，AP）。若斑块发生溃疡或破裂，则会导致血栓的形成，阻断血管血流，诱发急性心肌梗死（acute myocardial infarction，AMI），严重甚至可导致CHD猝死。

1. 运动对血脂的影响　运动可以增加血清高密度脂蛋白胆固醇，降低血清甘油三酯和低密度脂蛋白；低密度脂蛋白颗粒小，不易被受体识别和清除，易于通过动脉壁内皮细胞进入内皮下间隙，通过氧化、摄取形成泡沫细胞，导致动脉粥样硬化；脂代谢紊乱是冠心病的主要危险因素。而高密度脂蛋白胆固醇则是抗动脉粥样硬化的血浆脂蛋白，通过其加工转运减少机体胆固醇的蓄积，从而降低动脉粥样硬化和冠心病的发生发展。运动加速脂肪组织分解，促进游离脂肪酸和胆固醇的利用，降低胆固醇和低密度脂蛋白浓度。运动锻炼后机体增加的儿茶酚胺、胰岛素样生长因子等物质，促进脂质分解代谢，减少细胞内脂肪储存，降低身体总脂肪，减少内脏脂肪，纠正脂代谢紊乱。

2. 运动对 LPL-C 的影响　脂蛋白酶是人体中水解甘油三酯的关键酶，主要由人体的肌细胞和脂肪细胞合成。国内外的横向研究表明，经常性的运动可使血脂及脂酶发生有益性的改变。运动影响脂代谢的相关酶的含量及活性以及脂代谢的相关受体而引起血脂下降，降低心血管疾病发病风险。在研究中，长期运动可使机体甘油三酯、高密度脂蛋白显著升高，载脂蛋白显著下降。

第三章

心血管疾病临床康复概述

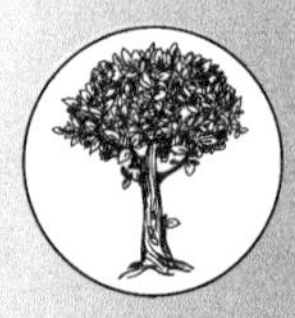

第一节　心血管疾病康复基本概念

心血管疾病的康复，是指以医学整体评估为基础，通过五大核心处方（药物处方、运动处方、营养处方、心理处方、危险因素管理和戒烟处方）的联合干预，为不同时期的心血管疾病患者在急性期、恢复期、维持期以及整个生命过程提供生理、心理和社会的全面和全程管理服务和关爱。

基于每位患者心血管疾病病情，旨在：①校正生理及精神上的失调状况，帮助患者尽早回归社会；②减少猝死率、再发病率和再入院率，校正动脉粥样硬化性心血管疾病（ASCVD）的危险因素，抑制或逆转动脉粥样硬化过程；③提高生活质量（QoL），改善心理、社会及职业的状况，通过二次预防实现生命预后的全面改善。因此，心血管疾病康复是一个全面、综合、长期的医疗过程，而且需要指导与帮助患者养成健康的生活习惯，构建一种科学的健康管理方式。

根据 WHO 的建议，应当针对整个心血管疾病的过程（或后果）采取逐级预防措施，即一级预防（first-level prevention）的目的是避免产生“残损”；二级预防（second-level prevention）是为了避免产生“残疾”或减轻“残疾”的影响；三级预防（third-level previntion）是为了避免产生“残障”或减轻“残障”的影响。

例如，对于冠心病来讲，一级预防主要是通过控制危险因素（控制血压、减少脂肪及胆固醇的摄入、控制体重、限制钠摄入、戒烟、参加适当体育活动、控制糖尿病等），避免冠心病的发生。但若是已经患了冠心病，如发生了心肌梗死，那么心脏本身的形态和功能就出现了异常，患者的心脏——体力工作容量就会下降。通过早期诊断、早期治疗和早期的康复处理，倘若患者的心脏——体力工作容量能保持或达到 4METs，那么尽管患者仍有一定面积的心肌梗死的瘢痕组织存在，患者仍然可以达到日常生活活动的自理。这里的早期诊断、早期治疗和早期的康复处理就是二级预防性质的。反之，如果患者虽然做了早期诊断和早期治疗，但患者由于种种原因而长期卧床“休养”，那么同一位患者，几周和几个月后的心脏——体力工作容量可能只有 2~3METs，患者一活动就会出现心悸、气短、头昏、眼花，生活就很难自理，稍微用一点力气的日常活动也得依靠家人或者他人，那就真正成了“残疾人”。如果一个心肌梗死患者，经过较长时间的心脏康复处理，心脏——体力工作容量达到 6~7METs，那么患者就可以恢复性生活并进行一般办公室和轻体力的有报酬的职业活动；或者患者心脏——体力工作容量只有 4~5METs，但是经适当的康复性训练和职业训练后，仍然可以恢复一般办公室的职业活动，因为办公室的一般活动只需要 3METs，这里的康复性训练、职业训练和职业咨询等就是具有三级预防性的康复措施。

由于在不同社会发展背景下，残疾的病种不同，所以心脏残疾预防的重点也不同。在经济发达地区和大城市，冠心病正在迅速增加，预计不久就会成为心脏病致残的主要病种，而在经济不发达的老、少、边、穷地区或城市的“平民区”，风湿性心脏病、先天性心脏病、高血压及高血压心脏病以及心肌病和充血性心力衰竭等目前仍然是心脏病致残的主要病种。由于各种心脏病在各级预防方面的内容不同，从事心血管康复的专业人员对不同类型的心血管疾病的二级预防和康复处理需要有一个全面的了解。

第二节　心血管疾病康复的意义

一、对患者的意义

心血管疾病康复是一个全面的和全程的团队医疗作业过程。通过五大处方——药物处方、运动处方、营养处方、心理处方（含睡眠管理）、患者教育（危险因素管理和戒烟）的联合作用，为心血管疾病患者在急性期、恢复期、维持期，直至整个生命过程提供心理、生物和社会等多方面、长期综合的管理服务和关爱。减少猝死率、再发病率、再入院率，提高运动耐量和肌肉功能，改善心功能和肺功能，控制危险因素，改善自主神经功能，改善末梢循环，改善炎症指标，解除焦虑、抑郁等心理压力，提高生活质量，提高社会复职回归率，全面改善疾病的预后。

1. 患者应从心血管康复教育中获取　日常生活的自我管理能力；有关心血管系统疾病、危险因素的相关知识，以及症状识别和自我管理的能力；了解运动的作用和有关合适的运动模式的知识；关于正确和合理使用心血管常用药物的知识；自我情绪和睡眠管理技巧；了解营养的重要性，并保持良好营养状况。

2. 实施心血管康复生理益处　提高有氧能力；增强亚极量负荷运动耐力；增加肌肉力量；减少心绞痛、用力时呼吸困难、疲劳、跛行等症状；通过骨髓衍生的内皮祖细胞促血管再生；减少心肌缺血的状况，增加心肌灌注；改善血管内皮功能；改善慢性心力衰竭患者的左心室收缩和舒张功能；阻止冠状动脉疾病的发展，减少斑块；养成有益心脏健康的饮食习惯；改善血脂状况；改善肥胖指数；降低血压；改善葡萄糖耐受不良，胰岛素抵抗；减少炎症标志物（高敏C反应蛋白）；提高自主神经功能，交感神经活动减弱，副交感神经活动增强；减少室性心律失常；改善血小板功能，血流动力学参数。

二、对医师的意义

目前，传统意义上的医疗分为预防、治疗和康复，而狭义上的临床医学主要指的是住院和门诊的治疗，其目的主要着眼于生命的延长（adding years to life）。康复和二级预防的目的主要着眼于生命预后的改善（adding life to years）。心血管疾病康复和二级预防，将从根本上扭转单纯生物医学的模式，弥合公共卫生、预防医学、临床医学之间的裂痕，实现生命的长度和质量双重改善的目标（adding life to years and years to life），使得医师更加全面参与整个医疗工作的始终，完成患者从生理到心理、从生物医学到社会医学的多方面全程化和综合性的服务和关爱；使医师和患者共同主导和参与整个医疗过程，双方主动、有效互动，更好地诠释对生命意义的尊重。

三、对改进医疗服务的意义

心血管疾病的康复及二级预防是一个长期的全面的多学科合作的医疗过程，药物处方对运动疗法的影响，对营养处方的影响，对心理的影响，以及药物之间的相互作用，都是康复和二级预防中注意的事项。这就要求药物选择、药物配伍、药剂量调整以及新药改进和创新，从而更加科学有效且成本合理地完善心血管疾病患者的药物处方，管理好临床用药的有效性、安全性和依从性，控制好ASCVD的危险因素水平，实现康复目标。心血管疾病康复的五大处方，需更多创新型的康复设备为全程化的心血管疾病康复和二级预防过程提供有力支撑，这些创新设备包括远程可移动医疗监护设备，微量采血即时检验设备，食物营养成分测定及控制设备，有氧运动及抗阻运动设备，理学疗法设备，心理干预的智能化操作系统以及健康数据管理的大数据、云平台等。中国心血管疾病康复及二级预防的广泛开展，迫切地需求更多的创新型心血管疾病康复设备的涌现。

四、社会的意义

1. 人口老龄化的需求　中国正快速进入老龄化社会。据2010年全国第六次人口普查显示：65岁以上的老龄人口数达1.78亿（13.26%）；预计到2050年，将超过4亿人（>30%）。由于老年人群是心血管疾病的主体人群，随着人口老龄化的加剧，预计到2030年心血管衰老等相关疾病的比重将超过50%。老年心血管疾病带病延年的现状与未来，使心血管疾病康复及二级预防的需求日益加大。

2. 心血管疾病患病率现状的需求　随着中国经济的高速发展，人们的生活方式发生了巨大变化。高脂、高热量的欧美化饮食结构，快节奏、高强度的生存竞争压力，久坐上网、以车代步缺少运动的生活方式，使中国ASCVD的患病率持续上升。全国心血管病患者约2.3亿，每5个成年人中就有1人患心血管疾病。庞大和持续上升的患病数量，使心血管疾病预防和心血管疾病康复的需求更加紧迫。

3. 心血管疾病治疗现状的需求　目前我国心血管疾病的治疗技术已达到国际先进水平。经皮冠状动脉介入治疗（PCI）、植入型心律转复除颤器（ICD）、心脏再同步化治疗（CRT）等治疗并未使心血管疾病的死亡率下降，也没有降低心血管疾病的复发率和急性心血管事件。例如，冠心病患者经过手术治疗和药物治疗，出院6个月内的死亡和再住院率达

25%，4 年累积死亡率高达 22.6%。心血管疾病康复和二级预防，将从根本上扭转单纯生物医学模式，从心理、生物和社会多方面为患者提供长期综合的管理服务和关爱。

五、对医疗保险的意义

1. 新医改政策的需求　在美国等发达国家支架植入数量逐年递减 11%的状况下，我国每年的支架数量却逐年快速递增（30%）。有限的医疗卫生资源主要用于心脏事件后的急诊救治与手术，反复入院，反复介入治疗，导致医疗资源巨大浪费及患者对医疗结果的困惑与不满。鉴于此，新医改要求：加快发展社会办医，促进健康服务产业的发展；鼓励外资和社会资本直接投向康复医院、老年病医院等资源稀缺和满足多元需求的服务领域。这使得心血管疾病预防和康复领域成为资本投资的热点、解决医疗资源过度浪费的热点和建立良好医患沟通关系的热点。

2. 减少医疗保险负担　德国和日本的经验告诉我们，心血管疾病康复及二级预防大大提高心血管疾病患者的复职回归率，从而再就业的医疗保险费用支付和新的社会产值的创造，不仅减少政府因失业带来的财政支出，还可通过再就业续接上医保费用，减少医疗保险负担。虽然短期内由于心血管疾病康复和二级预防费用的支出，提高了费用投入，但从长期来看，随着疾病复发率下降、急性事件减少、再入院率下降和反复介入或手术费用的减少，使投入与产出之间的比例得到显著改善，医疗经济效果极大提高。

第三节　心血管疾病康复服务现状与建议

尽管上述部分列举了运动心脏康复的显著益处，但是大多数急性冠状动脉综合征后的患者并没有加入。据调查，在医疗保险受益的患者中，只有 19%符合条件的患者参加了门诊心脏康复。老年人、患有并发症的患者、社会地位和经济地位较低的患者、失业者、单身父母和女性患者的参加率较低。提高心血管疾病康复程序参加率的建议包括：

1. 推荐过程的自动化；

2. 将安排招收患者参加心脏康复作为心血管保健的质量指标；

3. 针对居住地区没有心脏康复项目的患者，利用电话和互联网设计并实施康复计划；

4. 确定如何更好地使上述提到的未得到很好服务的群体参加心脏康复程序；

5. 不论是患者还是卫生保健提供者都应能接受关于心脏康复益处的多媒体教育程序。

第四章

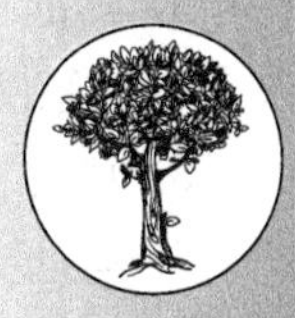

心血管疾病运动风险评估

第一节　临床问诊与一般情况评估

一、临床问诊与一般情况评估的意义

1. 对患者进行初步的心血管危险因素和并发症的筛查；
2. 检查运动系统、神经系统及其他影响运动的脏器功能；
3. 了解患者日常活动水平和运动习惯。

二、临床问诊

首先应进行详细的病史记录，包括心血管病史、并发症及治疗史，以此为基础评价患者是否适合进行心脏康复运动。需特别关注有可能影响患者运动表现的疾病，包括特殊的心血管疾病、呼吸系统疾病、骨骼肌肉及神经系统疾病等。临床问诊应该包括：

1. 患者的基本信息；

2. 确定的心血管疾病诊断、心血管危险因素和心血管病并发症；

3. 现病史及典型症状，包括心绞痛、气短、心悸以及与运动相关的症状，心功能 NYHA 分级，心绞痛 CCS 分级；

4. 目前服用的药物及剂量；

5. 其他与运动相关的呼吸系统疾病史、骨骼肌肉疾病史，以及神经系统疾病史；

6. 膳食及营养状态；

7. 运动史及体力活动情况；

8. 精神及心理问题；

9. 其他特别需要关注的问题：包括吸烟、酗酒、睡眠情况。

三、一般情况评估

1. 一般性检查　测量身高、体重、腰围和臀围、血压、心率以及血常规、尿常规、心肝肾功能及血脂、血糖等血生化检查；

2. 静态心肺功能检查　心电图、超声心动图、静态肺功能；

3. 营养及饮食的评估　膳食营养调查，营养品服用调查，人体成分检测，基础代谢检测，腰臀比测量等；

4. 生活质量及心理量表。

四、体力活动和运动水平评估

可以按照患者实际情况，参照以下简易的评估标准，评估患者当前运动水平：

1. 活动量不足者　每天步行不超过 5000 步，或<30 分钟/天，<3 天/周。

2. 活动量偏少者　每天步行 5000~7500 步，或 30~60 分钟/天，3~5 天/周。

3. 活动量较多者　每天步行 7500~10000 步，或 30~60 分钟/天，>5 天/周。

4. 活动量较大者　每天步行 10000 步以上，或≥60 分钟/天，>5 天/周。

第二节 运动心肺功能评估

运动心肺功能评估是通过运动心肺试验（cardiopulmonary exercise test，CPET）监测机体在运动状态下的摄氧量（VO_2）、二氧化碳排出量（VCO_2）、心率（HR）、每分钟静息通气量（VE）等指标来评价心肺等脏器对运动的反应。迄今为止，CPET 被认为是评估心肺运动耐力的最佳方式，是心血管疾病康复风险评估的重要手段，是心肺储备功能检测的“金标准”。运动心肺功能评估是对静态心脏功能和静态肺功能传统检查的完善。

在对心血管病患者进行运动心肺功能评估时主要采取的手段是运动心肺功能测试（CPET），通过该项测试可以了解心血管患者的运动耐力、运动血压、运动中心电图以及气体代谢等各项指标，为制定合理有效的运动处方、降低运动风险提供依据。在进行心血管风险评估时通常要求患者进行症状限制性运动负荷试验。

一、运动心肺试验的种类和方案

目前一般应用的运动心肺试验方法包括以下几种：

1. 哈佛台阶试验　一种测定心功能简便易行的测试方法，上下台阶 30 次/分钟，持续 5 分钟，负荷后测定第 2、3、5 分钟前 30 秒的脉搏，将持续运动时间和 3 次心率结果按照公式进行计算。评定标准：<55 差，55~64 中下，65~79 中上，80~90 良，>90 优。

2. 功率自行车　踏车的功率为瓦特（W），转速用 rpm 表示。与平板相比，功率车占地小，风险低，利于体重较大，不习惯跑步或下肢不方便的受试者使用。

3. 运动平板　我们试验中所选用的就是运动平板试验，

通过调节速度、坡度来改变运动负荷。具体内容我们在后面再详细解释。

临床上，应根据患者的病史、心功能和运动能力选择不同的运动负荷方案，包括低水平、亚极量和症状限制性运动负荷试验。①低水平运动试验：适用于急性心肌梗死后1周左右患者，运动时限制最大心率<100～120次/分，收缩压增加不超过20～40mmHg；②亚极量运动试验：适用于无症状心肌缺血患者及健康人的冠状动脉血供和心功能评定，目标心率达到最大心率的85%，即运动中最大心率=195−年龄；③症状限制性运动试验：通常用于AMI后14天以上患者。要求患者坚持运动，直到出现运动试验必须终止的症状和体征或心电图ST段下降>lmm（或在运动前ST段的原有基础上下降>1mm），或血压下降或过高，运动中血压下降是最危险信号，常提示左主干或对等病变。

二、运动心肺试验的目的

众所周知，运动对于心血管疾病及与心血管疾病相伴的危险因素和并发症具有良好效果，因此很多经常参加体育锻炼的患者在疾病的不同阶段，通过运动心肺试验进行阶段性心肺功能评价，以此作为制定后期处方的依据。另外，运动心肺试验可以帮助医生更好的预测和确诊心律失常、隐匿型冠心病等疾病，同时对患者自身情况、运动能力作出合理评估，并根据运动过程中血压、气体分析、心电图等功能指标变化判断心血管系统对运动的反应，规避运动中的风险，为制定运动处方提供依据。CPET目前广泛应用于：①冠心病患者胸痛症状或类似症状的鉴别诊断；②评估冠心病结构与功能的严重性；③心血管事件和全因死亡的预测；④运动耐力的评估；⑤运动相关症状的评估；⑥分析评价心率变异性、心律失常以及心脏植入式器械治疗的反应；⑦治疗效果的评价。

三、运动心肺试验的适应证和禁忌证

（一）适应证

1. 稳定型心绞痛

2. 无症状性心肌缺血

3. 急性心肌梗死 PCI 术后

4. 陈旧性心肌梗死

5. 冠状动脉搭桥术后

6. 心脏瓣膜置换手术后

7. 慢性稳定性心力衰竭

8. 外周血管病出现间歇性跛行

9. 有冠心病危险因素患者，如血脂异常、高血压、糖尿病、肥胖、吸烟等

（二）禁忌证

绝对禁忌证：

1. 近期安静心电图显示有严重心肌缺血、近期心肌梗死（2d 内）或其他急性心脏事件

2. 高血压未得到控制或波动较大者

3. 不稳定型心绞痛

4. 可引起或血流动力学改变的未控制的心律失常

5. 严重的有症状的心力衰竭

6. 急性心肌炎或心包炎

7. 怀疑或已知动脉瘤破裂

8. 急性全身感染，伴发热、全身疼痛或淋巴结肿大

相对禁忌证：

1. 冠状动脉左主干狭窄

2. 中度狭窄性心瓣膜病

3. 电解质紊乱（如：低钾血症、低镁血症）

4. 严重高血压（如：收缩压 > 200mmHg 或舒张压 >

110mmHg）

5. 心动过速或心动过缓

6. 肥厚型心肌病或其他形式的流出道狭窄

7. 运动中加重的神经肌肉、骨骼肌肉疾病或风湿性疾病

8. 重度房室传导阻滞

9. 室壁瘤

10. 未控制的代谢性疾病（如：糖尿病、甲状腺功能亢进症）

11. 慢性感染性疾病（如：AIDS、病毒性肝炎）

12. 精神或躯体障碍导致的运动能力显著下降

四、运动风险评价和签署知情同意书

1. 运动风险评价　运动测试本身有一定的风险性，测试者在进行运动测试前，医生必须严格按照测试的绝对和相对禁忌证，对测试者进行问诊和评估，有助于识别潜在的禁忌证，提高运动测试的安全性。对某些个体来说，运动测试带来的风险会超过收益。有绝对禁忌证的患者在病情稳定或进行适当治疗后才可以进行运动测试；而有相对禁忌证的患者只有在仔细评估后才可以决定能否进行测试。我们为参加测试的患者进行运动负荷测试风险评价问诊表，包括：基本信息、运动及生活习惯、运动中的身体特征、病史、疾病家族史等几个方面。通过问诊以及测试者近期的超声心动图和血液指标来评估其运动风险。

2. 签署知情同意书　对参与CPET的患者讲解运动测试的相关内容，在其理解并同意之后要求其签署知情同意书。获得知情同意书是重要的伦理和法律依据。医生的讲解包括运动测试的过程、目的、运动测试的风险，并告知参与者可以随时退出测试，并在知情同意书的相应位置注明了参与者的特殊问题和相关责任。根据1996年医疗保险通用性和责任法案

（HIPAA）中描述的，尽最大努力保护患者健康信息方面的隐私（如：病史、测试结果）。附录提供了一个运动测试知情同意书模板。

五、运动心肺试验操作步骤及注意事项（以意大利科时迈运动系统为例）

（一）测试前准备

1. 实验室人员准备工作　实验室工作人员提前检查并提供所有测试前的说明并粘贴在相关测试设备前方，提前一天通知受试者第二天将进行相关测试，要求受试者前1天禁酒，尽量饮食清淡，早睡早起，将在医院吃完早餐后进行测试。

2. 测试的组织者在受试者到达测试地点前要完成下列步骤：

（1）确保准备好所有资料、化验单、检查结果及其他测试文件，交给相关负责医生。备好测试者已经完成的问诊及体格检查结果，完成对测试者的调查评估，也可以通过如体力活动准备问卷（PAR-Q）对受试者进行筛查。

（2）测试所用仪器设备的校准（如：跑台、血压计、体重计），以确保测量的准确性，采取相应措施保证受试者安全和舒适。某些特殊的设备，如通气换气气体分析系统应根据生产厂家说明书在每个测试者测试前进行校准，并使所有测试用文件排列有序。

（3）按测试顺序放置测试仪器，避免同一肌群重复用力。

（4）提供知情同意书表格，给受试者时间进行阅读，并全面解答他们的全部问题。

3. 测试环境和仪器校准　测试环境对测试的准确性和可靠性十分重要，保持室温在20℃～22℃（68℉～72℉），湿度低于60%，空气流通。为尽量减少受试者的焦虑情绪，应详尽解释测试过程、保持测试环境安静并注意保护受试者个人隐私。测试房间内，配备舒适的椅子和用以测量血压、心率、腰围、臀围的检查台。实验室工作人员需经过专业培训，言谈举止应随意且自信，配合医生完成整个测试过程。进行测试前需进行仪器校准以保证测试的准确性，包括仪器校准和环境校准。

肺功能系统：

(1) 打开功率车（或跑台）、血氧饱和度仪和外置血压仪等外部设备电源，再打开心肺功能仪主机及电脑电源。

(2) 室内气体定标：将消毒清洗过的涡轮采样线和 Ergo 机器准确连接，打开校准控制面板，点击定标提示，自动完成定标。

(3) 机器 Ergo 定标：打开标准气体阀门，确认气体压力在正常范围，读取标准气出厂标签气体浓度数值，将气体采样管插入设备前端的定标器采样口。打开气体定标程序，确认程序中预设的标准气浓度与出厂标签一致，开始进行自动气体校准，待程序自动结束并显示定标结果。确认定标数据在正常范围内（无红色字体出现）保存定标结果并退出程序。

(4) 涡轮定标：将定标界面打开，消毒清洗干燥后的涡轮与定标设备连接，随后通过抽拉设备定标，如果最后结果面板不出现红字，即为定标通过。

(5) 呼吸频率定标：用采样线连接主机和面罩，进行呼吸频率定标。靠近面罩，放松呼吸，看到控制面板出现相应的呼吸数据时，证明连接没有问题，一切正常，可以正常使用。

4. 心肺运动试验运动方案的选择　根据试验的条件和目的的不同，可有多种运动试验方案，如以运动量分类的极量运动方案和次极量运动方案；按照运动时相分类的连续运动和间歇运动；按照运动功率改变方式分类的递增功率运动和恒定功率运动；按照运动器械分类的功率踏车和平板运动。在实验室可以采用功率车或运动平板对高血压人群进行运动负荷试验。

运动方案应根据受试者测试的目的进行个体化制定，适合的运动方案应根据患者情况使其运动能够持续 8~12 分钟。

（1）运动类型的选择：递增功率运动（最常用）是一种进行性多阶梯试验，功率以每 3 分钟间隔增加。运动中功率递增的方式为阶梯状或斜坡状。目前多使用 3 分钟斜坡式递增（Ramp）运动方式，使运动更均匀，运动参数变化连续和减少判断者之间的分析差异。恒定功率运动尤其适宜于测量稳定代谢条件下心肺功能参数。该方式测量已知功率负荷，用于评价各种治疗或药物因素对运动能力的作用等。递增功率运动用来测量患者的最大耐受功率负荷，而恒定功率运动则用来评价低于最大运动水平的特殊参数如 50% 和 75% 最大功率负荷时的特殊参数。

（2）运动方案的选择：多采用运动平板试验，临床上也有很多采用功率自行车，与平板相比，功率自行车较为便宜、占地小、噪音低，并且可通过调节阻力改变功率负荷。我们简单介绍一下功率车和平板在试验中的差别：

功率车转速一般维持 40~70rpm。在限定踏车速度 40~80rpm 时，运动功率可被准确测量出（1W=6kpm）。试验开始静息 3 分钟，采集基础数据。无负荷蹬车 3 分钟适应运动方案；后每 1 分钟匀速增加 15W，转速保持在 55±2 转，也有方案按照男女分别以 30、25 瓦为第一负荷，3 分钟为一阶段，第二阶段可按照 25W/2~3min 的速度阶梯式递增直到运动终止，目前多主张第二阶段以 5~25W/min 的速度斜坡式功率递增的运动方案；最大负荷 200w，达到终止试验的指征后，停止运动，恢复 10min。

平板通过调节速度和坡度（grade），运动试验中最基础的方案为 Bruce 方案：0 级 1.0kmph 5% grade，1 级 1.7kmph 10% grade，2 级 2.5kmph 12% grade，3 级 3.4kmph 14% grade，4 级 4.2kmph 16% grade，每级 3 分钟（kmph 为公里/

小时），但是很多临床研究在应用过程中都进行了方案改动，更加适应需要。例如高血压患者在使用 Bruce 方案的过程中，患者运动时间过长，调动机体功能较慢因此而制订了新的运动负荷方案。根据不同运动负荷下的心率和最大心率推算出受试者的心脏功能能力（F. C.），高血压患者的最大心率我们采用：最大心率=220-年龄（单位：次/分）。

（二）心血管疾病患者运动心肺试验过程

试验仪器：COSMED 运动系统、SunTec Tango 运动血压监测、H/P/cosmos 平板。要求受试者更换轻薄衣衫，适当的皮肤准备能减小皮肤电极接触面的电阻，进而改善信噪比。如果有必要，应该剃掉电极放置处的毛发，并用浸有酒精的纱布擦干净。用细砂纸或纱布轻轻磨去皮肤表面的角质，并按照标准的解剖学标志贴上电极，同时为受试者连接心电导联、血氧饱和度探头、血压袖带和测试面罩（或咬口）并连接流速传感器和气体采样管。

心电系统

血压：采用标准袖带（12~13cm 宽，35cm 长），上臂置于心脏水平，将袖带紧贴缚在受试者上臂，下缘应距肘弯 2. 5cm。

心电导联：12 导联心电图电极位置如图 2 所示。ST 段压低的标准：运动中或者运动后心电图以 R 波为主的导联，J 点后 80ms 处 ST 段水平压低或者下斜型压低≥1mm，时间持续 1min；或者在静息心电图压低的基础上继续压低≥1mm（图 1-4-1）。

1. 打开患者信息录入界面，在程序中查找或输入需要的患者数据，保存并点击 OK。

2. 进入到“TEST”界面，根据试验目的及受试者情况选取运动试验方案，在启动界面左侧确认受试者最大摄氧量、最大通气量、最大心率和最大功率的预计值是否正常并进行相应记录。

3. 指导受试者根据试验步骤保持静息状态，配合设备进

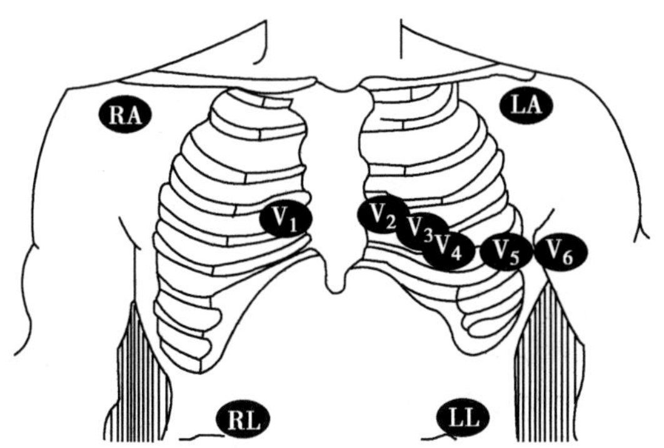

图 1-4-1　运动试验 12 导联电极放置部位示意图

☆：（RA、LA、RL、LL 为肢体导联电极，放置部位如图所示；V1～V6 为胸导联电极部位）

行运动，实时监测受试者相关参数及体征有无异常，并适时终止试验以确保受试者安全。

4. 开始进入负荷试验阶段，设备将自动按照预设运动方案进行加载。

5. 进入恢复期后，继续密切观察相关参数波形曲线、受试者体征和询问受试者主观感受，待确认受试者已基本恢复正常状态，且不会出现危险的情况下结束整个运动心肺测试流程。

6. 为受试者摘除面罩、心电导联、血氧探头和血压袖带。

7. 测试结束后打开“运动心肺评估”程序进行数据分析，并分析测试结果，最终根据需要生成测试报告。

8. 将取下的面罩和涡轮分别进行消毒、清洗，涡轮放在 250mg/L 含氯消毒液，浸泡 1 个小时后，取出放入清水中清洗；面罩浸泡在 500mg/L 的含氯消毒液，浸泡 30min 后放入清水中清洗，两者清洗干净后自然风干，以备下次使用。

（三）运动心肺功能测试终止指标

运动负荷试验需在心电监护和医务监督下进行，试验中应密切观察血压的变化，以此作为制定运动处方时确定运动强度的依据。在试验过程中，收缩压不应超过 220mmHg，舒张压不应超过 110mmHg，以免发生意外。随着试验的进行，运动强度会逐渐增加，研究表明，当运动强度达到中等及以上时，容易诱发心血管事件，特别是伴有较多危险因素的个体。因此，试验中需密切观察受试者有无胸颈部不适、胸闷、气短、口唇紫绀等临床表现，一旦出现相关症状应及时终止试验。我们在临床工作中也发现，心血管疾病患者的运动耐量较低，大部分患者在达到靶心率（我们以患者最大心率的 80%~85% 为靶心率）之前就已出现上述临床表现，或试验中的心电图提示需终止试验。

根据中华医学会制定的《临床技术操作规范·心电生理和起搏分册》，运动试验终止指标为：①负荷增加时，收缩压下降>10mmHg，不伴随其他缺血表现；②ST 段下降>1mm，并持续 1min；③出现严重的心律失常，如多源性期前收缩、室性心动过速、房室传导阻滞、窦房传导阻滞；④渐进性神经系统症状（如共济失调、眩晕、类似晕厥状态）；⑤劳累、气促、哮喘、下肢痉挛、跛行；低灌注表现（发绀或苍白）；⑥由于技术上的困难无法监测心电图；⑦出现血压过高的反应（收缩压≥220mmHg 或舒张压≥110mmHg）；⑧达到运动极量或疲劳无法继续运动试验。

试验中应密切观察血压的变化，作为制定健身计划时确定运动强度的依据，在健身锻炼中，收缩压不应超过 220mmHg，舒张压不应超过 110mmHg，以免发生意外。随着运动强度增加，尤其在中等以上强度运动时，诱发心血管疾病的危险性增加，特别是伴有多种危险因素的个体，因此在试验中，要密切观察是否出现胸颈部不适、胸闷、气短、口唇青紫等临床表现，一旦出现应及时中止试验。在我们试验过程中得到和其他人一致的研究结果，心血管患者运动耐量降低，我们以达到患者最大心率的80%~85%为靶心率，但大部分患者都已出现症状和（或）心电图征象为试验终点。

运动负荷试验在心电监护和医务监督下进行，运动试验终止指标（《临床技术操作规范·心电生理和起搏分册》）：负荷增加时，收缩压下降>10mmHg，不伴随其他缺血表现；ST段下降>1mm，并持续1min；出现严重的心律失常，如多源性期前收缩、室性心动过速、房室传导阻滞、窦房传导阻滞；渐进性神经系统症状（如共济失调、眩晕、类似晕厥状态）；劳累、气促、哮喘、下肢痉挛、跛行；低灌注表现（发绀或苍白）；由于技术上的困难无法监测心电图；出现血压过高的反应（收缩压≥220mmHg或舒张压≥110mmHg）；达到运动极量或疲劳无法继续运动试验。

六、运动心肺功能测试中的临床检测指标

CPET测试过程中通常监测的指标包括血压、心电图变化、主观感觉以及体征和症状。通气过程中的气体分析也可包括在运动测试中，特别是在特定的群体中，例如，CHF患者和评估为不明原因劳力性呼吸困难的个体。另外，动脉血气分析也可在高级运动测试评估中使用。

1. 心率和血压　在CPET前、中、后都要测量心率和血压，运动前采集安静状态时的心率、血压，随后在运动试验中每3min测量一次血压，并记录测量时的心率。血压测量充气也有一个持续时间（根据血压一次充放气时间大概需要1分钟），当然也有实验室按照每150秒检测一次，每一个实验室都应采用标准化的程序，这样才能在进行重复测试时更准确地评估测量的基线值。

2. 心电图监测　尽管12导联心电图可以同步进行记录，

描绘心脏下壁、前壁和侧壁的情况，而且评估起来比较容易，在每一级测试结束和达到最大运动强度时软件打印 12 导联心电图。CXT 中肢导联电极应固定在肢体近端。同时，密切观察试验时心电图变化，有无心律失常等异常心电现象，并对比各个导联即刻波形与静息波形状况。由于与标准 12 导联安静心电图相比，近端肢导联可能会给出有些不同的心电图波形，因而在使用近端肢导联时应在心电图上进行注释。电脑给出的心电图结果判断只能作为参考，而不能代替人工判断，最终由临床心电图专业操作人员对所有电脑自动给出的判断结果进行全面的审核。

3. 主观感觉和症状　运动测试中主观反应的测量能提供有用的临床信息。在临床运动测试中，身体主观疲劳感觉（RPE）和特定症状（如胸痛的程度、灼痛、不适、呼吸困难、轻度头疼、腿部不适疼痛）应依照惯例进行评估。每级测试的最后 15s（Ramp 方案中每 2min）要求患者提供主观描述，可以是口头的，也可以做手势。我们采用 RPE 量表（表 1-4-1）来由受试者可以说出一个数字，如果其使用了口罩或面罩而不能进行口头交流，则可以指向一个数字。测试人员应该重复这些数字，以确定正确的等级。在运动测试中，可以用 6～20 数字范围或 0～10 等级数字范围来评估 RPE。在运动测试开始之前，清楚简明地指导患者学会使用所选用的标准。

表 1-4-1　主观运动强度（RPE）判定表

RPE	主观运动感觉特征	强度%	体力%	相应心率（次/分）
6	Very very light 非常轻松	0.0		
7		7.1	40	70
8	Very light 很轻松	14.3		
9		21.4	50	90

续表

RPE	主观运动感觉特征	强度%	体力%	相应心率（次/分）
10	Light 轻松	28.6		
11		35.7	60	110
12	Fairly hard 稍费力	42.9		
13		50.0	70	130
14	hard 费力	64.3	57.2	
15			80	150
16	Very hard 很费力	78.6	71.5	
17			90	170
18	Very vrey hard 非常费力	100.0	85.8	
19			100	190
20				200

在运动测试中如果受试者表现出症状，我们采用与特定主观症状相对应的分级评分标准。通常评估患者心绞痛、跛行或呼吸困难的水平。通常，心绞痛分级≥3 级或胸部不适已达到使患者无法进行普通日常活动的程度，都是运动测试终止的原因。不过，在运动测试中可以接受更高等级的呼吸困难或跛行。值得注意的是，用呼吸困难程度作为 CVD 患者停止运动的主要原因比用其他主观感觉（即下肢疲劳或心绞痛）作为停止运动的原因得到的预后评估要差。

4. 气体交换和通气反应　目前，标准分级运动试验（graded exercise test，GXT）结合通气过程中的气体分析（即心肺运动测试）可以直接测得 VO_{2max}，相较于由功率（如跑台速度和坡度）估算最大摄氧量（VO_{2max}），更可靠，重复性也更好。有很多测试者无法达到自己最大摄氧量，只能用测试过程中出现的摄氧量峰值（VO_{2peak}）来评估其整体心肺功能。氧气量（VO_2）、二氧化碳量（VCO_2）以及通气量（VE）和呼吸商 R 都可以用于评估 GXT 过程中的身体用力程度，比通过年龄预测 HR_{max}来判断的用力程度更加精确也能够为患者提供大量的预后信息。由于心脏和肺部疾病经常会导致运动中通气或气体交换异常，对这些测试的综合分析对于鉴别诊断是有价值的。

当然，在气体代谢分析中不得不再次提一下无氧阈（AT）和最大摄氧量（VO_{2max}），AT 为人体的代谢供能方式从有氧代谢供能为主转入无氧代谢供能为主的转折点，此时，VO_2、VCO_2 出现交叉。VO_{2max} 指个体进行最大强度的运动时每分钟摄入的氧气含量，根据个人年龄、体重可以得到 VO_{2max} 预计值。这两个指标是评价个体运动能力的重要指标，无氧阈时的心率、通气量是运动锻炼的重要参考依据。

5. 测试过程中的动脉血气分析对于有不明原因劳力性呼吸困难的患者，应考虑其可能有肺部疾病。由于用力过程中可能会缺氧，因此对这些患者监测其气体分压是很重要的。尽管过去将动脉血氧分压（PaO_2）和动脉血二氧化碳分压（$PaCO_2$）的测量作为标准，但脉搏血氧测定仪的使用和动脉氧分压（SpO_2）的测量从此不再需要频繁地抽取大多数患者的动脉血进行测试。对于患有肺部疾病的患者，测得的动脉氧饱和度（SaO_2）与 SpO_2 相关度很高（±2%~30%的准确率）。规定 SpO_2 应保持在>85%，运动测试中 SpO_2 下降>5%则考虑为异常反应，提示运动诱发呼吸困难。如果临床上需要一个精确的测量值，也可进行有创的动脉血气分析。

七、运动心肺功能测试中的指标分析

在分析临床测试数据前，考虑影响运动测试分析的因素（如年龄、性别）、进行运动测试的目的（如治疗、诊断、预后）和个体的临床特征是很重要的。影响测试分析的医学因素包括：运动系统限制、肺部疾病、肥胖、神经失调和机体功能下降。也需要考虑药物影响和安静心电图异常，尤其是继发于传导阻滞的安静 ST 段改变、左心室肥大和可能导致假阳性 ST 段压低的其他因素。尽管整个身体与心肌耗氧量直接相关，但这种变量间的关系可以在运动训练、药物和疾病的作用中改变。例如，运动引起的心肌缺血可能引起左心室功能不全，运动耐力下降以及高血压反应。有症状的心肌缺血严重程度和运动能力呈负相关，但左心室射血分数确实与运动耐力无显著性相关。运动测试的反应在评估各种治疗性干预的需求和效果时是有意义的。

下列变量对评估测试结果在治疗、诊断和预后中的应用时进行精确的量化是很重要的。每个变量分述如表 1-4-2：

表 1-4-2　CPET 时的心电图、心肺和血流动力学及其临床意义

变量	临床意义
ST 段压低	心电图 ST 段下斜型或水平连续压低大于等于 1mm，时间超过 1min，提示心肌缺血，多导联出现明确表示阳性诊断。
ST 段抬高	心电图 ST 段弓背抬高，出现在陈旧性 Q 波的导联中时，反映动脉瘤或室壁运动异常。当无有意义的 Q 波存在时，运动相关的 ST 段抬高常与稳定的高度冠状动脉狭窄联系在一起，也可以为运动诱发左主干痉挛所致变异型心绞痛。
心律失常	高血压患者在运动测试期间通常会发生频发性室性期前收缩、房性期前收缩的现象，严重的心律失常应立即停止运动试验，如果单发性异常与自主神经调节、患者近期精神状态都有密切关系，不一定为病理状况，应进一步检查最终诊断。

变量	临床意义
心率	递增负荷运动的正常心率反应是一个相对的线性增加过程，对一个运动的人来说，对应增加幅度为 10±2 次/MET。心脏变时功能不全可能通过以下几点表现出来：对于受主观疲劳限制并未服用 β 受体阻滞剂的受试者来说，运动中峰值不能达到用年龄推算的最大心率的 85%。
恢复期心率	异常（恢复缓慢）的心率与较差的预后相关。一般认为，直立位时心率恢复（heart rate recovery，HRR）少于 12 次/min，卧位时少于 18 次/min，坐位时少于 22 次/min 为 HRR 异常的诊断标准
收缩压	随着运动峰值平台到达，收缩压在运动时的正常反应时逐渐增高，通常为 10±2mmHg/MET，根据 Framingham 标准，运动过程当中男性收缩压>210mmHg，女性收缩压>190mmHg 称为运动高血压。当收缩压>210mmHg 时，运动测试应该被终止。用力性血压过低（收缩压不再升高或降低>10mmHg）可代表有心肌缺血和（或）LV 功能紊乱。极量强度运动中收缩压<140mmHg 提示预后不良。
舒张压	舒张压>110mmHg 为运动测试的终止指征，舒张压较静止时降低>15mmHg 时，应密切观察测试者是否有不舒服症状。
心绞痛症状	可分为 1~4 四个等级，分别对应可感觉到但较轻、中度、中等偏重和重度。等级 3（中等偏重）通常应该视为运动测试的终止指征。
心肺耐力	当 VO_{2max}、VO_{2max}/kg 实测值<84% VO_{2max} 预计值，存在疲劳。

（《中华医学会临床技术操作规范》）

八、运动心肺试验的诊断价值

在心血管疾病诊断方面，CPET 的价值毋庸置疑。但是，它又受到运动试验的灵敏度和特异性的影响。灵敏度和特异性决定了运动试验在诊断方面的有效性。疾病的流行也是测试预测值的一个重要决定因素。此外，在评估运动试验结果时，还须考虑除心电图以外的指标，如运动的耐受能力或最大 MET、血流动力学反应以及心绞痛、呼吸困难等症状。

1. 灵敏度　如果心肌负荷不当，或服用降低心肌耗氧量或改善心肌缺血的药物（如 β 受体阻滞剂、硝酸盐、钙通道阻滞药）以及某些静息心电图异常的疾病会导致测试灵敏度的降低。某些可致心电图异常的疾病，如左心室肥厚、左束支传导阻滞（LBBB）或预激综合征（Wolff-Parkinson-White 综合征，W-P-W）等，限制了运动试验中出现的 ST 段改变作为评价心肌缺血指标的有效性。用已证实的多个危险因素得分（即用预测危险性指标补充 ST 段改变和其他运动测试反应）诊断 CVD 的运动测试时最精确。

2. 特异性运动试验的真阴性结果能很好地帮助受试者排除 CVD 的诊断。在没有严重的阻塞性 CVD 的患者中，许多情况都可以引起运动时的心电图反应异常。锻炼中，心电图测试结果的特异性和敏感性存在很大变化，这是因为一个阳性测试中，患者的选择、测试方案、心电图的标准和 CVD 的血管造影定义存在差异。而运动试验阳性结果的特异性和敏感性都相对较低，这是因为有很多情况可引起运动试验中心电图的异常。受试者的选择、运动试验方案、心电图诊断标准以及与血管造影检查诊断标准的差异都会引起运动试验阳性结果特异性和敏感性的变化。在控制这些变量的研究中，合并结果显示敏感性达 68%，特异性达 77%。

第三节　肢体力量与功能评估

一、肢体力量评估

1. 最大力量（1-RM）的评估　对于需要康复的心血管病患者，如何选择合适的运动负荷是非常重要。力量训练所要完成的负荷重量即运动强度。强度是训练计划的核心。训练强度用占最大力量（1-RM）的百分比表示。最大力量需在制订训练计划之前的测试中评定。1-RM 表示人体仅能完成一次的负荷重量，受试者只能抵抗该阻力一次就会感到疲劳。

对于青少年、小孩、老人、高血压或心脏病患者，1-RM 测试有较高的危险性，因此临床常使用低限阻力测试的值 10-RM预测最大负荷量。

10-RM 腿部推举测试可采用弹力带实施，让受试者采用坐姿，选择合适长度的弹力带，先选择负荷较小的，一端固定在凳子上，另一端固定在踝关节附近，平顺的将脚踢直，应避免受试者使用将膝盖卡死在过伸位置（lock knee）的方式抵抗阻力，再请受试者缓慢且平顺的把脚弯曲，重复动作。如果受测者可轻松完成 10 次，则休息 2 分钟后，换负荷大一级别的弹力带，直至找出受测者可完成 10 次动作的颜色的弹力带，换算出 1-RM 值，以此为基准。

一般未经训练者，10-RM 约为 1-RM 重量的 68%，受过运动训练后，10-RM 则为 1-RM 重量的 79%；下面为推算 1-RM 的计算公式：

未受训练者：1-RM＝1. 554×10-RM 重量−5. 181

受训练者：1-RM＝1. 172×10-RM 重量+7. 7704

X-RM 测试由 1-RM 测试演变而来。X-RM 表示人体尽最大努力，在动作标准的情况下仅能完成 X 次的负荷重量。因测试强度较小、安全性相对较高，常用于心血管疾病患者，X通常为 10~15 次。10-RM~15-RM 的负荷重量可经公式换算成 1-RM 重量（表 1-4-3）。

表 1-4-3　多重复次数测试 X-RM 与 1-RM 的关系

X-RM	%1-RM
1-RM	100%1-RM
5-RM	90%1-RM
8-RM	80%1-RM
12-RM	70%1-RM
17-RM	60%1-RM

2. 握力评估

通过测量握力的大小，评估手臂的肌肉力量。

受试者面对仪器站立，两脚自然分开，成直立姿势，选择有力手握住并施力于手柄，快速全力发力。受试者发力至最大点后，主机显示测试成绩，测试结束。

注意在测试中保持手臂自然下垂姿势，手心向内，不能触及衣服和身体。可依据表 1-4-4 评分。

3. 俯卧撑评估肌力　俯卧撑主要依靠肱三头肌、三角肌前束、前锯肌和喙肱肌的力量完成，用于评价上肢、胸部、腰背和腹部的肌肉力量。

测试时，测试者双手支撑身体，双臂垂直于地面，两腿向身体后方伸展，依靠双手和两个脚的脚尖保持平衡，保持头、脖子、后背、臀部以及双腿在一条直线上，听到“开始”后开始平起平落，仪器自动记录次数，测试结束后数据自动保存在主机里。男性可依照表 1-4-5 评分。

4. 仰卧起坐评估肌力　测试一分钟仰卧起坐的次数，可反映人体的腹部肌群力量。

表 1-4-4　握力评分表

年龄	性别	1 分	2 分	3 分	4 分	5 分
20～24 岁	男	29.6～36.9	37.0～43.5	43.6～49.2	49.3～56.3	>56.3
20～24 岁	女	18.6～21.1	21.2～25.7	25.8～29.8	29.9～35.0	>35.0
25～29 岁	男	32.6～38.3	38.4～44.8	44.9～50.4	50.5～57.6	>57.6
25～29 岁	女	19.2～21.7	21.8～26.1	26.2～30.1	30.2～35.3	>35.3
30～34 岁	男	32.2～38.0	38.1～44.9	45.0～50.6	50.7～57.6	>57.6
30～34 岁	女	19.8～22.3	22.4～26.9	27.0～30.9	31.0～36.1	>36.1
35～39 岁	男	31.3～37.2	37.3～44.4	44.5～50.2	50.3～57.7	>57.7
35～39 岁	女	19.6～22.3	22.4～27.0	27.1～31.2	31.3～36.4	>36.4

表 1-4-5　20～39 岁俯卧撑评分表

单位：次

年龄	性别	1 分	2 分	3 分	4 分	5 分
20～24 岁	男	7～12	13～19	20～27	28～40	>40
25～29 岁	男	5～10	11～17	18～24	25～35	>35
30～34 岁	男	4～10	11～15	16～22	23～30	>30
35～39 岁	男	3～6	7～11	12～19	20～27	>27

受试者将测试带系于腹部，全身仰卧于垫上，两腿稍分开，屈膝呈 90°左右，两手指交叉贴于脑后。另一同伴压住其踝关节，以便固定下肢。测试人员目测受试者完成上述动作要领后，开始测试。受试者动作应规范至 90°角方为有效。测试时间一分钟，计时停止，测试完毕。注意：受试者动作应规范至 90°角，否则不计成绩。女性可依照表 1-4-6 评分。

表 1-4-6　20～39 岁 1 分钟仰卧起坐评分表

单位：次

年龄	性别	1 分	2 分	3 分	4 分	5 分
20～24 岁	女	1～5	6～15	16～25	26～36	>36
25～29 岁	女	1～3	4～11	12～20	21～30	>30
30～34 岁	女	1～3	4～10	11～19	20～28	>28
35～39 岁	女	1～2	3～6	7～14	15～23	>23

5. 其他肌肉力量评估方法　30 秒手臂屈曲试验通过患者在 30 秒内能完成的负重屈臂次数，评价其上肢肌群力量。

30 秒椅子站立试验通过患者在 30 秒内能完成的由坐位转换为站立位的次数，反映其下肢肌群及核心肌群力量。

4min 起身行走试验通过测试受试者完成从一把 43cm 高的椅子上起身，步行 4min，回到椅子上，恢复到原来的位置这一过程所用的时间，主要反映其下肢、躯干肌群肌力和耐力。

爬楼梯试验通过受试者爬 10 级楼梯所需时间，主要反映腿部力量。

二、肢体功能评估

功能性运动检测（Functional movement screen，FMS）是一套被用以检测运动者整体的动作控制稳定性、身体平衡能力、柔软度以及本体感觉等能力的检测方式；通过 FMS 检测，可简易地识别个体的功能限制和不对称发展。FMS 是由 Gray Cook 与 Lee Burton 在 1995 年提出，而且自 1997 年起即被广泛应用，也是目前国际网球协会 ITF 与 ATP 所使用的身体评估标准，但是 FMS 一直到 2006 年才在运动科学的学术期刊中被发表出来，最近则有不少相关的研究成果。它简便易行，仅由 7 个动作构成，可以广泛用于各种人群的基础运动能力（灵活性和稳定性）评价。

对于物理治疗师、私人教练、竞技体育教练员或体能教练来说，功能性运动测试系统是一种简单的、量化的基础运动能力评价方法。FMS 只要求教练员或培训人员观察他们业已非常熟悉的基本动作模式的能力。FMS 的核心是，它的测试易操作、评价方面简单。使用 FMS 进行测评的测试者不需要具有病理学认证证书。这种方法的目的不是诊断受测者的整形外科问题，而是为了发现健康个体在完成基本动作模式时的局限性因素或均衡性。

使用这种评价方法他们可以测评出受试者的一些基本运动能力，测试结果是制定运动训练计划的出发点。从某种意义上讲，这种测评方法是从其他一些技能测试方法的基础发展而来的。在测试过程中所使用的测试工具和动作都是能够得到受测者和教练员的认同。

测试内容包括 7 项基本动作模式，在完成这 7 个动作时需要受试者灵活性与稳定性的平衡。通过所设计的基本动作模式，研究人员可以观测受测者动作的基本运动、控制、稳定等方面的表现。在进行测试时，要求受试者尽个人最大幅度地完成运动，如要受测者没有适当的稳定性和灵活性，他的薄弱环节和不平衡就会充分表现出来。根据以往的观察，即使高水平竞技运动员也不一定能完美地完成这些简单的动作。我们可以认为，这些人在完成这些测试时，使用了代偿性的动作模式——他们为了自己表现更好，使用了一种非高效的动作。如果，以后他们继续使用这种代偿性动作，客观上就会强化这种错误的动作模式，最终会使动作的运动生物力学方面非常差。

FMS 评分分为四个等级，从 0 分到 3 分，3 分为最高分。

0 分：测试中任何部位出现疼痛

1 分：受试者无法完成整个动作或无法保持起始姿态

2 分：受试者能够完成整个动作，但完成的质量不高

3 分：受试者能高质量地完成动作

测试 1：深蹲（deep squat）

操作流程：

1. 首先运动员以双足间距稍宽于肩宽站立，同时双手以相同间距握杆（肘与杆成 90°）；

2. 然后双臂伸直向上举杆过顶，慢慢下蹲至深蹲位前尽力保持双足后跟着地。

3. 保持面向前抬头挺胸，杆保持在头顶以上，允许试三次，如果还是不能完成这个动作，在运动员的双足跟下各垫 5cm 厚的板子再完成以上动作。

目的：深蹲是很多竞技项目都需要完成的一个动作。它是一种准备姿势，运动员在进行由下肢完成的、有力的上举动作时需用到这种动作。正确完成这一动作时，对受测者的整个身体结构要求都非常高。这一动作可以评价髋、膝和踝关节的双侧均衡性和功能灵活性。通过观察举在头顶上的木杆，可以评

价肩和胸椎的双向性、对称灵活性。若想成功地完成这一动作，运动员需要良好的骨盆结构、踝背屈闭链运动、膝关节屈曲、胸椎伸展以及肩关节屈曲和外展。

测试2：上跨步

操作流程：

1. 运动员双足并拢且足趾处于栏架下方。

2. 调整栏架与运动员胫骨粗隆同高，双手握杆置于颈后肩上保持水平。

3. 运动员缓慢抬起一腿跨过栏杆，并以足跟触地，同时支撑腿保持直立，重心放在支撑腿上，并保持稳定。

4. 缓慢恢复到起始姿势，运动员有三次机会完成测试。

5. 抬另一侧腿重复以上动作，记录最低得分。

目的：上跨步测试的目的是为了了解运动员在做上台阶运动时踏步的动作质量。这一动作需要受测者髋部与躯干在完成踏跳动作时具有正确的协调性和稳定性，同时也要有单腿站位的稳定性。踏步测试可以评估双侧髋关节、膝关节和踝关节功能灵活性和稳定性。完成踏步测试时，需要支撑腿（stance-leg）的踝关节、膝关节和髋关节表现出一定的稳定性，同时要求髋关节在做闭链运动时后伸到最大角度。踏步测试也要求踏步腿（step-leg）的踝关节背屈开链运动，以及膝关节和髋关节的屈曲。此外，由于这一测试需要具有一定的动态稳定性，受测试者也需要表现出足够的平衡能力。

测试3：直线弓箭步（in-line lunge 或称直线前蹲）

操作流程：

1. 测量运动员胫骨的长度。

2. 运动员以右足踩在一块 2cm×6cm 的测试板的末端，在身体后方以右手在头后，左手在身后下方握住一根长杆，保持杆紧贴头后、胸椎和骶骨。

3. 从右足尖向前量取与胫骨相同的长度并标记，然后左足向前迈出一步足跟落在标记上，随后下蹲至后膝在前足跟后触板。始终保持双足在向前的直线上；允许尝试3次来完成测试动作。

4. 双侧上下肢交换，再次完成测试，取两次测试的低分记录。

目的：本测试所采用的动作姿势主要是模拟旋转、减速和侧向的动作，并对此进行评价。直线弓箭步测试中，下肢呈交剪姿势，这时身体躯干和下肢要进行扭转，同时也要保持正确的连接。本测试可以评估躯干、肩、髋和踝关节的灵活性与稳定性、股四头肌的柔韧性和膝关节的稳定性。受测者要想较好的完成这一动作，需要支撑腿（stance-leg）的踝关节、膝关节和髋关节闭链运动的稳定性。同时也需要踏步腿（step-leg）髋关节的灵活性、踝背屈和股直肌的柔韧性。由于受测者要进行扭转动作，因此他必须具有足够的稳定性。

测试4：肩部灵活性（shoulder mobility）

操作流程：

1. 运动员站立位，一只手由下向上以手背贴后背部，沿脊柱尽力上摸握住木尺；

2. 另一手由上向下单手以手掌贴后背部，握木尺从上向下尽力滑动；

3. 记录两拳间尺子距离（由测试者协助握好尺子，垂直地面）；

4. 上下交换双手位置，重复以上测试，取低分为测试得分。

目的：通过肩部灵活性测试，可以评估双侧肩的运动范围，以及内收肌内旋和外展肌外旋。完成规定动作时，还需要正常的肩胛骨活动和胸椎的伸展；要求在外展/外旋、屈曲/伸展与内收/内旋组合动作时肩部，肩胛骨以及胸椎的灵活性。

测试5：直腿主动上抬

操作流程：

1. 运动员双手置于身体两侧仰卧，掌心向上，头平躺在地上，一侧膝盖下放置2cm×6cm木板；

2. 被测腿上抬，踝背屈，膝关节伸直；

3. 保持异侧腿与木板接触并伸直，且身体平躺在地面，随后将木杆放在踝关节中央，并自然下垂，与地面垂直做标记；

4. 换另一侧腿完成测试，记录最低分。

目的：通过直腿主动上抬可以测试在躯干保持稳定的情况下，下肢充分分开的能力。通过测试可以评价在骨盆保持稳定、对侧腿主动上抬时，腘绳肌与小腿三头肌的柔韧性。若要较好的完成这一动作，需要受测者具有功能性腘绳肌的柔韧性，运动员在训练与比赛时需要这种柔韧性。这种柔韧性也不同与一般测试的被动柔韧性。受测者也需要表现出良好的对侧腿髋关节灵活性以及下腹部肌肉的稳定性。

测试6：躯干稳定俯卧撑

操作流程：

1. 运动员俯卧，双足尖着地，双前臂稍宽于肩撑地。

2. 双手大拇指与头顶保持在一条直线上，同时双膝关节尽力伸直，女性运动员双上臂可少下移，使双手拇指与下颌保持在一条直线上。

3. 腰椎保持自然伸直姿势。

4. 运动员向上撑起使身体整体抬起，完成动作全过程腰部不可晃动，保持腰椎自然伸直姿势。

5. 男性运动员如果不能从起始姿势完成此动作，可以上臂下移使双手拇指与下颌保持在一条直线上，再完成一次动作；如果女性运动员不能从起始姿势完成此动作，可以双上臂下移使双手拇指与颈部保持在一条直线上再完成一次撑起动作。

目的：通过躯干稳定俯卧撑可以评价上肢进行闭链运动时，运动员从前后两个维度上稳定脊椎的能力。它可以评估在上肢进行对称动作时，躯干在矢状面上的稳定性。若想较好地完成这一动作，需要受测者在上肢进行对称性动作时，躯干在矢状面上的对称稳定性。人体在完成很多动作时都需要躯干保持稳定以均衡地将力量从上肢传至下肢，或从下肢传到上肢。例如，橄榄球比赛中的阻挡动作或篮球比赛中跳起抢篮板球时的动作，就是这种力量传递的最典型的例证。如果在做此类动作时，躯干不能保持足够的稳定性，力量就会在传递的过程中减弱，从而导致功能性表现下降并使外伤的可能性大大提高。

测试 7： 扭转/旋转稳定性

操作流程：

1. 运动员肩与躯干上部垂直，髋和膝屈曲 90°，大腿与躯干下部垂直背屈，腰椎保持自然伸直姿势。

2. 一块 2cm×6cm 的测试板放在手与膝之间，使双手与双膝都可以触到板。

3. 肩后伸，同时伸同侧髋与膝关节，运动员抬起手和腿并离地约 6 英寸。抬起的肘、手和膝必须与测试板的边线保持在同一平面内。躯干保持在与测试板平行的水平面内。全过程保持腰椎自然伸直姿势。

4. 运动员肘与膝在平面内屈曲靠拢。

5. 运动员可以尝试 3 次来完成测试动作。

6. 如果运动员得分在 3 分以下，以同时上抬对侧肢体的方式（成对角线）完成测试动作。

7. 运动员换用对侧肢体完成相同测试动作，记录最低得分。

目的：受测者在进行这种测试时，要完成的动作比较复杂。它需要受测者有良好的神经肌肉协调能力，以及将力量从身体的某一部分转移到另一部分的能力。通过这一测试可以评价在上下肢同时进行运动时，躯干在多个维度上的稳定性。完成这一动作时（受测者上下肢同时进行对称动作时），受测者需要躯干在矢状面和冠状面上的对称稳定性。很多功能性动作都需要躯干保持稳定以均衡地将力量从下肢传至上肢，或从上肢传到下肢。这方面的运动实例有：跑步和橄榄球低姿爆发性动作以及稳定或搬运重物。如果躯干在进行此类活动时不能保持足够的稳定性，力量就会在传递的过程中减弱，从而导致功能性表现下降并使损伤的可能性增加。

FMS 是一项评价技术，它试图通过测试功能性动作来发现受测者灵活性与稳定性方面的不平衡。这种评价技术可以放大受测者动作补偿的问题，从而使我们更容易发现问题之所在。也正是这些动作上的瑕疵会导致运动链系统出现故障，并使受测者在活动时动作效率不高，并有受伤的风险。

FMS 可作为身体检查的一部分，以确定受试者身体上存在的可能在传统医学检查和运动表现评价时很难发现的问题。在很多情况下，肌肉柔韧性和力量的不平衡性，以及损伤史等问题是很难被发现的。这些问题已经被公认为运动损伤的最大潜在因素，可以通过 FMS 测试得以确认。这种以动作为基础发现而来的测试，可以查明与本体感觉相关的、灵活性与稳定性等方面的功能性问题。如果使用 FMS 可以发现这些问题，就可以减少运动损伤的可能性，并最终提高运动表现。

第四节　柔韧性、协调性和平衡能力评估

一、柔韧性评估

肌肉功能正常的前提是关节活动度保持在正常范围内。老年人及缺乏运动者普遍存在柔韧性降低的问题，影响日常活动

能力，增加相应部位慢性疼痛的风险。对这些人群进行柔韧性适能评估，进而给予有针对的预防性或康复性的柔韧性训练是必要的。

常用的柔韧性评估方法包括：评估下肢、下背部柔韧性的坐椅式前伸试验，评估肩关节柔韧性的抓背试验，评估躯干核心肌群柔韧性的改良的转体试验等。

1. 坐椅前伸试验（坐位体前屈） 坐椅前伸试验中，受试者需坐在一个靠背笔直且座椅高度约 43cm 的椅子上完成试验。将一把至少 45. 7cm 的标尺放在受试者大拇趾的中间，让受试者沿着尺子前伸并记下距离。

目前较常用的是坐位体前屈测试。此项测试用于评估躯干、腰等部位关节、肌肉和韧带的伸展性和柔韧性。

受试者两腿伸直与躯干成 90°角坐在测试仪床上，用绑带固定双膝，两脚平蹬测试仪器纵板，两脚分开约 10～15cm 躯干前屈，两臂伸直，用两手指尖顶住带显示屏的游标，轻轻向前推，直到推不动为止，测试两次取最好的成绩。测试计的脚蹬纵板内沿平面为 0 点，向内为负值，向前为正值。

记录以厘米为单位，保留一位小数。测试两次，取最好成绩。

注意事项：身体前屈，两臂向前推游标时两腿不能弯曲。受试者应匀速向前推动游标，不得突然发力。测试未结束时不得回拉游标。

2. 抓背试验 开始让受试者站立，后背挺直。让受试者将右手绕过右肩放在背部，掌面朝向背部。再让受试者将左手放在下背部，掌面背离背部。受试者双手应该尽可能的沿着脊柱向两个方向伸展，并试图使双手的手指能够接触或者超过彼此。这个动作必须保持 2 秒以上才算一次伸展有意义。受试者需进行 2 次预试验之后再进行 2 次正式的试验。换做左侧并交换手的位置重复上述试验。用标尺记录下所能达到的距离。如果双手手指不能接触记做负数，当双手手指超过了彼此记做正数。取最好成绩。

3. 改良转体试验　让受试者站立，肩膀垂直于墙面。受试者应该垂直于用胶带做的直线站立，脚尖刚刚触到直线。在受试者肩膀高度水平放置一把标尺。受试者的脚尖应该与标尺的30cm位置在一条重力线上；让受试者向后旋转身体，并尽可能的沿着标尺向前伸展；通过测量受试者中指关节沿着尺子所能伸到的距离来评估其表现。这个距离是相对于标尺30cm位置的相对距离。受试者应该进行3次试验，取最好结果做分析。

二、协调性评估

1. 指鼻试验　站立位，让受试者肩外展90°，肘伸直，然后用食指指尖指自己的鼻尖。

2. 跟-膝-胫试验　受试者仰卧，让其用一侧的足跟点触另一侧下肢的膝盖，然后沿胫骨前缘向下滑动。

3. 轮替试验　受试者屈肘90°，双手张开，一手向上，一手向下，交替变换并逐渐加快。

4. 协调性评分标准　①5分：正常。②4分：轻度障碍，能完成，但速度和熟练程度比正常稍差。③3分：中度障碍，能完成，但协调缺陷明显，动作慢，不稳定。④2分：重度障碍，只能开始动作而不能完成。⑤1分：不能开始动作。

各试验分别评分并记录。如有异常，提示协调功能障碍。

三、平衡能力评估

人体平衡能力实验测评方法主要包括观察法、量表法和试验法。观察法主要包括闭目直立检查法、强化Romberg检查法、单腿直立检查法、过指试验。量表测评法主要包括Berg平衡量表、Tinetti步态和平衡量表、活动平衡信心量表、动态步态指数、功能性步态评价、计时起立-行走测验、Fugl-Meyer平衡量表、Lindmark 平衡量表等。试验测评法包括静态、动态、综合测评法。人体静态平衡能力测评方法主要包括闭眼单脚站立测试、闭眼单脚站立成鹰姿、踏木测试等。评价中均是维持某动作的时间越长，静态平衡能力越好。人体动态平衡能力的测评方法主要包括功能性前伸试验、平衡木测试、闭眼原地踏步测试、8 点星形偏移平衡测试、稳定极限测试、垂直 X 书写测试、Wolfson 姿势性应力试验、巴宾斯基-魏尔二氏试验、视觉反馈姿势描记、动态平衡测试系统等。这里仅对适用于心血管疾病患者，并且在临床上易行的测试方法进行简要介绍。

1. 闭眼单脚站立　通过测量人体在没有任何可视参照物的情况下，仅依靠大脑前庭器官的平衡感受器和全身肌肉的协调运动来维持身体重心在单脚支撑面上的时间，以反映平衡能力的强弱。是对中老年身体素质的重要反映。

测试时，受试者自然站立，当听到“请站好，请抬起一只脚”口令后，抬起任意一只脚，使脚抬离地面 15～20cm，双腿略分开，不能相碰，并保持双手自然下垂于身体两侧，仪器开始自动计时。当受试者支撑脚移动或抬起脚着地时，仪器自动结束，自动进入第二次测试。测试两次，取最好成绩，记录以秒为单位。

一般认为 60s 以上为良好，30～60s 为一般，30s 以下为差。

2. 功能性前伸试验　通过测试者站立时尽量向前伸展手臂，记录躯体保持平衡时，手臂向前可伸达的最远距离而评价自动态平衡能力。

测试者双脚穿平底鞋，靠墙边站立，墙上与肩同高处放置一带有刻度的标尺。首先，保持身体矢状面与墙面平行站立，脚内侧缘相距 10cm，手臂前平举，记下指尖的标尺位置

(O)，然后要求测试者体前屈，并尽量向前伸手臂，当达到平衡临界点时，检查者记下指尖对应的标尺位置（A），OA 的水平距离即是向前伸的最远距离。同样的站立姿势，手臂后平举、体背伸，获得向后伸的最远距离。然后，保持身体矢状面与墙面垂直站立，手臂向左、右侧平举、体侧屈获得向左、右伸展的最远距离。前、后、左、右四个方向的测试均进行 3 次，取平均值作为某一方向上伸展的最远距离。评价自动态平衡能力时，以获得的前、后、左、右 4 个方向上伸展的最远距离的平均值作为分析参数，平均值越大平衡能力越好。

第五章

心血管疾病康复运动处方的理论与实践

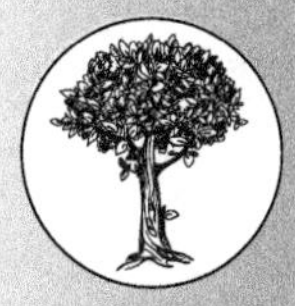

第一节　心血管疾病患者制定运动处方目的与原则

一、运动处方制定的目的

随着社会的进步与发展，人们的生活水平逐步提高，生活质量显著改善，中老年人心血管疾病的患病率越来越高，如高血压、冠心病、血栓闭塞性脉管炎等，这些心血管疾病对人们的健康造成了极大的危害。有研究显示以运动锻炼为辅助治疗的心脏康复可以显著改善心脏功能和心血管健康相关的其他指标。稳定型心绞痛、经皮冠状动脉介入术后等患者均可从有运动干预的心脏康复项目中获益，其全因死亡率和粗死因别死亡率均显著降低。

但是在运动过程中不能盲目进行运动，每个心血管疾病患者的情况不甚相同，对运动的承受能力也不一样，对其疾病的改善作用也不相同。所以每名心血管疾病患者在运动前均需制定运动处方，合理地进行运动。

1969 年“运动处方”一词被 WHO 正式采用，主要用于进行个体化的运动方案的设计，其内容包括运动强度、运动方式、运动时间和频度以及注意事项等方面。有氧运动是 CHD

康复运动疗法的核心，制定科学安全的运动处方是进行有氧运动治疗的关键。1979 年，就有研究者提出建立合适的运动处方可以改善冠心病患者的有氧能力，保障患者安全。

二、运动处方制定的原则

1. 安全性　以有氧运动疗法为基础的康复治疗对 CHD 患者有重要意义，但要安全开展 CHD 运动治疗，需要以科学的运动处方为基础。安全性指合理的运动治疗改善心血管疾病的同时，避免发生因不恰当的运动形式或强度造成的心血管事件（心绞痛发作、猝死等）、代谢紊乱以及骨关节韧带损伤。因此，心血管疾病的运动治疗要严格掌握适应证和禁忌证（见下文）。对于心血管疾病患者来说，因为心血管疾病运动往往比患者日常生活的活动量要剧烈，应首先咨询医生或专业运动医生，根据各自的心率、血压、体能、用药和并发症筛查状况，决定是否需进行运动前的心电图运动应激试验，以避免运动不当诱发心血管急性事件发生或加重并发症。此外，制定心血管疾病运动处方时应考虑患者的运动能力和水平，运动前后要有准备运动，以避免心脑血管意外或肌肉骨关节损伤，以保证运动过程的安全性。

2. 科学性　心血管疾病患者的运动必须讲究科学性。开展运动训练之前要进行个体化的体力活动咨询，评估患者的职业或业余活动及其运动能力，以此为基础水平，从而帮助患者今后建立符合其自身体力活动的目标及活动量。Kavanagh 等对超过 12000 名参与心脏康复计划的人进行了一项研究，发现有心肌梗死病史或冠脉旁路移植术后的患者，其基线运动能力水平基础上的运动试验可预测心源性死亡和（或）全因死亡风险。坚持规律运动的心血管疾病患者全因死亡率下降 20%～30%。除了预测死亡风险，全面的运动评估也可以预测患者在运动过程中发生风险的水平，即进行症状限制性运动试验，从而能够得知患者的活动水平基线，帮助提供个体化的运动处方。国内外很多的标准和指南为心血管疾病的患者运动治疗提供了参考的意见和建议，我们依据患者的实际状况，参考相关意见以自身实际情况和喜好选择，强调多样性和趣味性，最终将有益的体力活动融入日常生活，才有利于心血管疾病患者开始和维持运动治疗。心血管疾病患者进行运动训练应持之以恒并维持终生。

3. 循序渐进　适时调整原则和体育锻炼的循序渐进原则是指在学习体育技能和安排运动量时，都要由小到大，由易到难逐渐进行。另外，患者也要充分认识到，体育锻炼效果不可能在短时间内就立见成效。适时调整原则建立在循序渐进的基础上，根据运动处方的进行适时的对运动能力进行监控，在数周内逐渐延长运动时间、加大运动强度并增加运动的种类。按照运动训练使机体产生的生理性反应的特点，可以将运动方案分为三个阶段，即开始阶段、适应阶段和维持阶段。通过有计划增加运动量、循序渐进，逐渐产生有利于机体的适应性反应。

4. 个体化原则　个体化的运动治疗是指根据心血管疾病患者的病程、严重程度、并发症等心血管疾病本身的特征，并综合考虑患者的年龄、个人条件、社会家庭情况、运动环境等多种因素制定的运动方案。每个人的生活方式和运动习惯各有差异，经济文化背景、居住环境以及病情特点如并发症情况也不相同，运动处方必须体现个性化原则。

5. 专业人员指导　专业人员包括心血管医师、康复医师、运动治疗师，依并发症不同可有选择性，如神经科、肾科、眼科、心理科医师等。目前，我们可以看到健身教练、医生、康复师都在开具运动处方，对于运动处方究竟应该由谁来制定，在我国并没有明确的规定。美国规定有处方权的人士才能够制定运动处方。对于高血压患者而言，其制定运动处方前，必须要有一定的评估，应由运动医学或心血管医生等专业人员进行效益、风险评估。了解病患现病史、家族史以及现有主要并发症情况，调查患者的个人生活习惯、饮食营养状态、日常生活热量消耗分析，判断其是否适合运动治疗。在此基础上根据运动耐力测试和心电运动试验结果制定运动处方，包括运动强度、时间、频率、运动类型和注意事项。

第二节　心血管疾病患者运动处方的适应证与禁忌证

一、运动处方的适应证

运动疗法是心血管疾病康复的重要治疗手段，对多数心血管疾病有治疗作用。经全面评估后，对存在下列疾病的患者建议根据病情尽早制定个体化运动处方，并启动运动治疗程序，这些疾病包括但不限于：

1. 病情稳定的各型冠心病、无症状性心肌缺血、稳定型心绞痛、急性冠脉综合征和（或）急性心肌梗死恢复期、冠状动脉血运重建术后（PCI 或 CABG）、陈旧性心肌梗死；

2. 风湿性心脏病、心脏瓣膜置换术后；

3. 病情稳定的慢性心力衰竭；

4. 外周血管疾病，如间歇性跛行；

5. 存在冠心病危险因素者，如高血压、高脂血症、糖尿病、肥胖、吸烟等。

二、运动处方的禁忌证

心血管疾病患者进行运动治疗时存在一定风险，应严格把握运动治疗的相对禁忌证和绝对禁忌证，提高运动治疗的安全性。

1. 运动处方的相对禁忌证　当心血管疾病患者存在以下情况，制定运动处方时应慎重考虑：

（1）心动过速或心动过缓，Ⅱ度房室传导阻滞；

（2）未控制的高血压（静息收缩压≥160mmHg 或舒张压≥100mmHg）与低血压（收缩压＜90mmHg 或舒张压＜60mmHg）；

（3）血流动力学障碍，如梗阻性肥厚型心肌病（左室流出道压力阶差<50mmHg），中度主动脉弓狭窄（压力阶差 25~50mmHg）；

（4）未控制的代谢性疾病，如糖尿病、甲亢、黏液水肿；

（5）电解质紊乱，室壁瘤或主动脉瘤，有症状的贫血等。

2. 运动处方的绝对禁忌证　当心血管疾病患者存在以下情况时应禁止运动治疗：

①生命体征不平稳、病情危重需抢救时；并发各种急性感染，特别是发热的时候，切忌强行运动；

②静息心电图显示明显的心肌缺血、不稳定型心绞痛、近期心肌梗死或者急性心血管事件病情未稳定者；

③血压反应异常，体位性低血压并伴有症状、运动中收缩压不升反降>10mmHg 或血压过高收缩压>220mmHg；

④存在严重的血流动力学障碍，如重度或有症状的主动脉瓣狭窄或其他瓣膜病、严重的主动脉弓狭窄、梗阻性肥厚型心肌病（左室流出道压力阶差≥50mmHg）等；

⑤Ⅲ度房室传导阻滞，未控制的心律失常（如心房颤动伴快速心室率，阵发性室上性心动过速，多发、频发性室性期前收缩）；

⑥急性心力衰竭或慢性失代偿性心力衰竭，急性心肌炎或心包炎，动脉瘤（夹层）等；

⑦可能影响运动或因运动加重病情的非心源性疾病（例如，感染、甲状腺毒症、血栓性疾病等）。

第三节　心血管疾病康复运动处方制定的标准化流程

一、问　诊

制定运动处方我们的第一步就是问诊，主要收集病史、运动史等。询问病史及健康状况：包括既往病史、家族史（如心脏病、高血压、脑卒中、糖尿病等）以及近期身体状况；了解运动史：主要包括运动爱好、运动习惯与方式、运动经历（包括运动强度和运动量）、有无运动损伤、目前运动的情况；了解其周围社会环境条件，针对其可利用的运动设施，开具针对性的运动处方。

二、临床检查

临床检查是对患者当前的健康状况进行客观评价，主要包括以下方面：首先是简单的体格检查以及听诊、触诊简单了解患者的身体状况，对其肌肉、关节和心血管疾病、感觉神经功能、神经肌肉功能有初步判断。其他系统功能的检查：肝功能、肾功能等的进一步明确，我们需要借助临床心电图、超声以及血液化验结果才能进一步的明确诊断。

三、运动试验及体质测试

运动试验与体质测试是制定运动处方的基本依据之一，主要是了解患者对运动负荷的反应，评定心脏功能和潜在的心血管疾病，根据运动试验过程中血压、气体分析、心电图等功能指标变化判断心血管系统对运动的反应，规避运动中的危险因素。

（一）运动试验

1. 运动试验的方法　运动试验的方法很多：如台阶试验、

功率自行车试验、跑台试验等。现在最常用的方法是递增负荷运动试验。这是利用功率自行车或跑台，在试验的过程中逐渐增加运动负荷强度，随着运动负荷的增加出现 ST 段下降、心律失常、心肌缺血等症状，在医院中运动平板和自行车试验的开展帮助医生更好的预测和确诊心律失常、冠心病、隐匿型冠心病等疾病。因而对患者自身情况、运动能力做出合理评估。

2. 运动试验的终止指标　运动负荷试验在心电监护和医务监督下进行，运动试验终止指标（《临床技术操作规范·心电生理和起搏分册》）：负荷增加时，收缩压下降>10mmHg，不伴随其他缺血表现；ST 段下降>1mm，并持续 1min；出现严重的心律失常，如多源性期前收缩、室性心动过速、房室传导阻滞、窦房传导阻滞；渐进性神经系统症状（如共济失调、晕眩、类似晕厥状态）；劳累、气促、哮喘、下肢痉挛、跛行；低灌注表现（发绀或苍白）；由于技术上的困难无法监测心电图；出现血压过高的反应（收缩压≥220mmHg 或舒张压≥110mmHg）；达到运动极量或疲劳无法继续运动试验。

（二）体质测试

身体素质简称体质，是人体在活动中表现力量、速度、耐力、灵敏性、柔韧性等机能的能力。一般可以通过测定体成分、握力、俯卧撑、仰卧起坐、纵跳、台阶试验、坐位体前屈、Romberg 试验等来反映身体素质水平。

四、制定运动处方

通常根据以上检查结果，可以根据此人的健康状况，体力水平及运动能力的限度等，按其具体情况制定运动处方，运动处方中主要包括一般资料、临床调查结果、临床检查和功能检查结果、运动试验和体力测验结果、运动目的、运动类型、运动强度、运动时间、运动频率、注意事项、医师签字、运动处方的制定时间等，详见运动处方实例。

五、运动处方的修改和调整

经过一段时间训练之后，患者需重新回到医院进行相关的检测，询问运动情况，判断有无副作用或疲劳。首先要向患者说明医学检查结果的概要，要正确对待体检异常结果；其次进行运动处方的调整，指出注意事项，按运动处方进行运动锻炼教育，咨询指导。另外，有些人会中间停止运动，我们通过软件，远程监控等方式监督患者的锻炼，要求做运动处方锻炼日记，每 4 周来门诊咨询一次；最后是每年全面复查一次，总结一年的运动实施情况，评价这期间的运动效果，必要时进一步改善运动处方。

第四节　心血管疾病患者运动处方的基本内容

一、制定个体化运动处方

心血管疾病患者的运动疗法泛指任何体力活动，一般是指长期的、适度的、持续性的慢性运动。为了充分体现运动疗法的个体差异及其效果，需根据个人状况（包括年龄、性别、健康状态、生活及运动习惯及爱好）制订相应的运动处方，建立简要的患者个人目标分析。

二、心血管疾病患者运动处方的基本内容

（一）运动项目

有氧运动是运动处方中的主体部分，有氧运动是指包括大肌肉群参与的全身性运动，运动量应依个人情况缓慢增加。有氧运动的推荐形式包括慢跑及步行，这些运动可以很好地锻炼心脏功能。患者可以按照规定的运动量，由步行开

始，循序渐进地提高行进速度。此外还可选择其他提高耐力的运动项目，例如游泳、登山、骑行等，也可以采用中国传统的运动训练如太极，选择持续或间歇的方式进行训练。抗阻运动、柔韧性运动以及其他类型运动例如平衡性运动，可帮助患者在日常活动和其他活动中保持身体稳定性，避免因跌倒而发生损伤。

（二）运动强度

北美地区大多数心脏康复计划是流动性的，但在欧洲国家，像法国或德国，住院心脏康复计划十分常见。门诊计划的持续时间根据可用基金数而定。在美国，拥有健康保险、医疗补助或医疗保险的患者可以获得8~12周、每周3次的运动训练，一次运动训练通常维持45min。在加拿大，心脏康复计划通常维持6~8周。大部分欧洲国家提供简短而集中的3~4周的住院心脏康复计划。大部分指南建议，运动训练应该维持每天最少30min、一周最少5d，运动强度可采用中等强度（靶心率为60%~75%最大心率或者Borg评分12~14分）。

1. 以最大摄氧量判断运动强度　心血管疾病患者运动时的运动强度以中等强度为宜，即相当于最大摄氧量（$VO_{2\,max}$）的40%~60%。但由于最大摄氧量的测量较为复杂，所以一般不在实践中运用。

2. 以心率判断运动强度　心血管疾病患者在运动中靶心率的判定要根据个人体能状况以及心血管疾病的发病情况来进行确定，将在本书的第三部分进行详细描述。假如根据实际情况所指定的运动处方中靶心率为最大心率（HR_{max}）的50%~60%，则靶心率的计算方式如下：最大心率HR_{max}=220-年龄，即：靶心率=（220-年龄）×（50%~60%）。

3. 以自觉疲劳程度等级（RPE）判断运动强度　RPE是非常实用的工具，尤其是对测量脉搏感觉不适者，主要包括心律失常患者（心房颤动、心房扑动）以及需使用药物控制心率的患者（β受体阻滞剂、钙通道阻滞药）。RPE可在不干扰有氧运动的同时，有效而准确地评估。

在前文已有阐述，自觉疲劳程度等级（RPE）分20级，其中12~13级相当于最大心率的60%，16级相当于90%。心血管疾病患者按一定的心率和RPE水平的运动强度运动，掌握了心率和RPE之间的对应关系后，就可利用RPE来调节运动强度和修订运动处方。在运动测试中如果受试者表现出症状，我们采用与特定主观症状相对应的分级评分标准。通常评估患者心绞痛、跛行或呼吸困难的水平。通常，心绞痛分级≥3级或胸部不适已达到使患者无法进行普通日常活动的程度，都是运动测试终止的原因。不过，在运动测试中可以接受更高等级的呼吸困难或跛行。值得注意的是，因呼吸困难而停止运动试验的CVD患者比因其他主观症状（即下肢疲劳或心绞痛）而停止运动试验的患者预后要差。

（三）运动频率

运动的频率是指每周锻炼的次数。运动的频率过大或过小都无法取得好的锻炼效果。过去一般认为冠心病患者运动频率通常为每周3~5次，中国康复医学会心血管专业委员会2006年新版AHA/ACC冠心病二级预防指南认为每周至少有5d进行30~60min适当强度的体力活动，如快步走等。力量性锻炼的运动频率一般为隔日练习1次。伸展运动如坚持每天练习，则会取得最好的锻炼效果。随时注意调整运动量，以免造成运动疲劳。

（四）运动时间

运动的持续时间是指除了必要的准备与整理活动外，每次运动持续的时间。运动的持续时间与运动强度成反比。一般来说，心血管疾病患者宜采用小强度、长时间的运动处方。以往研究表明，每次在心脏功能达到靶心率的状态下，持续运动15~20min，才会有效改善测试者的心肺功能以及关节、肌肉状态，同时对人体机能改善产生良好影响。目前推荐 30～60min，包括 5～10min 的热身和整理运动。运动量还可以用热量消耗表示，热量消耗（kcal）=［代谢当量（METs）×3.5×体重（kg）×时间（min）/1000］×5。公式中代谢当量（Metabolic equivalent of energy MET）常被运动生理学家用来评定一个人活动时的耗氧量，是运动能量消耗的单位。1MET 被定义为每千克体重每分钟消耗 3.5ml 氧气，相当于一个人绝对安静状态下的每分钟耗氧量。针对体力衰弱的慢性心力衰竭患者，建议延长热身运动时间，通常为 10～15min，真正按照运动强度实行的运动时间需在 20 分钟以上。2007 年 WHO 发布的《心血管病危险因素评价和处理指南》强烈建议每日至少需进行 30min 中度体力活动（如快步走等）。应在数周到一个月的周期运动后再逐渐增加频率、时间和运动强度。

另外，对心脑血管疾病、高血压患者和中老年人来说应该注意锻炼时间的选择。他们在白天进行锻炼的潜在危险要比在清晨锻炼时小得多，其实，清晨并不是进行运动的最佳时间。因为当我们运动时，需要摄入大量的氧气，但清晨时的空气中氧含量相对较低，二氧化碳含量高，经过一晚的时间，空气中还聚集了不少有害气体。并且清晨时血液黏稠度高，全身血液循环的速度慢，这是不利于跑步时对运动肌群进行供血供氧的。对于有心脑血管疾病的人来说，上午 6 点至 9 点容易发生心脑血管意外。总之，早晨并不是最适合运动的时间。从理论上讲，一天中下午 5 点至 7 点是最适合运动的时间。因为此时大气内氧气浓度最高，并且人体的各项机能都处于最佳状态，摄氧能力最强，所以此时是十分适合进行运动的。从安全角度来讲，傍晚时人体的心率和血压相对低而平稳，并且人体的血小板含量以及血液黏稠度较早上低，所以此时进行跑步运动发生心血管意外的概率更低。可见，下午 5 点至 7 点，也就是傍晚时分是最适合运动的时间。

（五）注意事项

1. 心血管疾病患者无论年龄大小，进行运动锻炼前，应进行一次全面体格检查。对于合并严重的心、肺、脑、肾等并发症者，应禁止运动锻炼。

2. 适当延长热身和运动恢复期的时间，增加总能耗，还因为降压药物（如 β 受体阻滞剂、钙通道阻滞药和血管扩张药）在停止运动时可能引起低血压。

3. 运动锻炼应循序渐进，从小运动量开始逐步增加，同时密切观察血压的变化，及时调整运动方案。高血压合并冠心病时活动强度应偏小。

4. 锻炼一段时间（6~8 周）后，运动耐力有所改善，这时无论运动强度和运动时间均应逐渐加强，但必须循序渐进。一般情况下，运动进展可分为 3 个阶段：初级阶段、进展阶段和保持阶段。

5. 叮嘱患者及时补充液体，特别在炎热环境中运动，有些降压药物如 β 受体阻滞剂或是利尿剂会影响患者的散热能力。

6. 在执行运动计划时请按医生医嘱服药。

7. 适当的延长热身及训练后的整理运动时间。

8. 在运动的过程中，为防止意外或危险，有家人或者他人陪同。

9. 运动中出现心慌、胸闷、头晕，请确保与家人或朋友保持联系。

10. 锻炼要持之以恒，如停止锻炼，训练效果会在 2 周内完全消失。

11. 不要轻易撤除药物治疗，特别是高血压 2 级以上的患者。不排斥药物治疗，但运动时应考虑药物对血管反应的影响。

三、力量训练的运动处方及具体实施方案

针对于心血管疾病患者的康复，AHA、ACSM 等学术机构

发布的几项指南阐述了抗阻力量训练实际应用的相关建议。早期进行抗阻力量训练的重点是给肌肉、骨骼适应的时间以减少肌肉过度疼痛和损伤的可能性。抗阻运动的时期选择：PCI 术后至少 3 周，且应在连续 2 周有监护的有氧训练之后进行；心肌梗死或 CABG 后至少 5 周，且应在连续 4 周有监护的有氧训练之后进行，每次 8~10 个肌群，每周 2 次。方法：哑铃或杠铃、运动器械以及弹力带。需要注意的是要求患者学会用力时呼气，放松时吸气。

传统抗阻力量训练的每项训练包括 3 组动作。但在初级阶段，单组和多组项目对肌肉强度的改善程度相同。因此对初始训练者，建议每周至少 2 天进行单一项目训练，如时间允许可增至每周 3 次的练习。抗阻力量训练实际应用应包括主要肌肉群的锻炼。对心血管疾病患者，训练强度应适度降低，重复次数适当增加。一次包括 8~10 项综合性的训练，在 15~20 分钟内完成，并且在充分的有氧锻炼后进行。近几年，低成本的训练方法已在大多数患者中得到应用，如弹力带、轮滑拉力器、哑铃和捆绑式沙袋等。在所有类型的抗阻力量训练中，建议参与者注意安全，预防过度训练。

（一）力量训练运动处方的实施

第一步：热身运动（warm up）。包含全身大肌群的静态或动态牵伸，包含肩部肌群、肱二头肌、肱三头肌、股四头肌、腘绳肌、小腿三头肌、腰腹肌群，15~30 秒/次。

第二步：全身大肌群抗阻力量训练。如坐姿上肢前推、肱二头肌屈伸抗阻训练、肱三头肌屈伸抗阻训练、下肢负重屈伸抗阻练习、腹肌练习、俯卧屈腿抗阻练习、坐位下肢屈伸抗阻练习、腓肠肌训练等。

第三步：整体运动（cool down）。包含全身大肌群的静态或动态牵伸，包含肩部肌群、肱二头肌、肱三头肌、股四头肌、腘绳肌、小腿三头肌、腰腹肌群，15~30 秒/次。

（二）力量训练的注意事项

1. 有氧运动完成后进行，保证有充分的热身。

2. 使用重量器材或仪器前，要知道如何操作。

3. 低速或中速的有节律的运动。

4. 全关节运动时注意调整呼吸频率，用力时呼气、放松时吸气。

5. 吸气时避免屏气和瓦氏动作。

6. 上肢和下肢的运动交替进行，以保证运动中有充分的休息。

7. 由于训练效果的特异性，抗阻训练应包含所有大肌群的运动。

8. 降低阻力水平，增加重复次数。

9. 近期 CABG 的患者应避免上肢>50%MVC 的抗阻运动，直至 8~12 周胸骨完全愈合。

10. 需测定不同肌群的最大力量（1-RM），然后上肢以 30%~40%1-RM 开始，而下肢以 50%~60%1-RM 开始。

第六章

心血管疾病运动康复中伤病的预防和处理

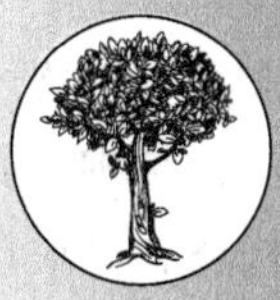

心血管病患者运动康复的核心内容是运动锻炼，由于大多数患者为中老年人，同时可能并发很多其他方面的退行性疾病，如慢性肺部疾病，慢性代谢系统疾病（包括代谢综合征、糖尿病），运动安全方面非常重要的是采取预防措施防止患者受伤、发病等，可能有极少数患者运动会导致心脏负荷加大，增加运动风险。因此，患者应该了解与心脏相关的突发症状，特别是与发力肌肉无关的胸部疼痛和异常感觉，应快速给予应对：立刻停止目前的运动，在恢复运动前寻求医生诊治。此外，老年人是跌倒的高危人群，常见但通常不严重的安全问题是运动损伤。因此心血管病患者除重视心脏问题外，其他的运动损伤问题也须重视。如果患者在康复过程中，经常发生运动不适或损伤，不仅影响康复的效果，也会造成不良心理影响。因此，在心血管患者进行运动康复的过程中，对运动损伤的预防比治疗更重要。要预防运动损伤的发生，运动时的主动与被动保护非常重要。

第一节　急性心肌梗死的预防与处理

一、急性心肌梗死的定义

急性心肌梗死是在冠状动脉病变的基础上，发生冠状动脉血液急剧减少或中断，相应的心肌因严重而持久的缺血而发生坏死。主要表现有胸骨或心前区剧烈疼痛，伴有恶心、呕吐、大汗、烦躁不安等，含服硝酸甘油无效。该病的常见诱发因素有：精神紧张、情绪激动、过度疲劳、酗酒、饱餐及血液高凝状态、高血压、心律失常、糖尿病、感冒、吸烟、寒冷、药物影响等。

二、急性心肌梗死的症状

专家指出，急性心肌梗死患者约70%有先兆症状，主要表现为：①突然明显加重的心绞痛发作。②心绞痛性质程度较以往重，使用硝酸甘油不易缓解者。③疼痛伴有恶心、呕吐、大汗或明显心动过缓者。④心绞痛发作时出现心功能不全，或原有的心功能不全因此而加重者。⑤心电图示ST段一过性上升或明显压低，T波倒置或高尖，或伴有心律失常。⑥老年冠心病患者突然不明原因的心律失常、心衰、休克、呼吸困难或晕厥等。心肌梗死先兆症状多在发病前1周出现，少数患者甚至提前数周，约40%的患者发生于心肌梗死前1~2天。有的患者不止一次。心肌梗死急救越早越好，如果发生剧烈持久的胸痛，尤其是平时有心绞痛的患者，发生胸痛时，舌下含服硝酸甘油还不能缓解疼痛，应立即去医院或者拨打120，急救越早越好，在1小时内打通堵塞的血管，心肌可能只坏死20%，而延误到6小时以后，心肌可能坏死80%~90%。心肌坏死之后，极易造成心力衰竭、心律失常甚至猝死。

三、急性心肌梗死的预防

在日常生活中要注意以下几点：

1. 绝对不搬抬过重的物品　搬抬重物时必然要弯腰屏气，其生理效应与用力屏气大便类似，是老年冠心病患者诱发心肌梗死的常见原因。

2. 放松精神，愉快生活　保持心境平和，对任何事情要能泰然处之，参加适当的体育活动但应避免竞争激烈的比赛，即使比赛也应以锻炼身体增加乐趣为目的，不以输赢论高低。一般来说，要达到锻炼的目的，每周至少要有三次认真的体育锻炼，每次不少于20分钟，但也不宜超过50分钟。开始时要先活动一下身体，如举臂、伸腿等。缺乏充分的准备活动时间，或者运动强度太激烈，心肌血液供应量得不到满足，有可能导致心血管疾病患者在运动中产生胸痛、胸闷的现象。锻炼结束时要做一些放松活动，不应立即停止活动，更不应锻炼后马上上床休息，否则容易引起头晕，对心脏不利。在参加体育锻炼之前，应该先测定体力耐受程度。运动锻炼不要过度，过度会导致血压急骤上升，使左心室过度疲劳和促使发生心力衰竭。运动量一般可视年龄和健康状况而定。

3. 不要在饱餐或饥饿的情况下洗澡　水温最好与体温相当，水温太高可使皮肤血管明显扩张，大量血液流向体表，可造成心脑缺血。洗澡时间不宜过长，洗澡间一般闷热且不通风，在这样环境中人的代谢水平较高，极易缺氧、疲劳，老年冠心病患者更是如此。冠心病较严重的患者应在他人帮助下进行洗澡。

4. 要注意气候变化　在严寒或强冷空气的影响下，冠状动脉可发生痉挛并继发血栓而引起急性心肌梗死。气候急剧变化、气压低时，冠心病患者会感到明显不适。国内资料表明，低温、大风、阴雨是急性心肌梗死的诱因之一。所以每遇气候恶劣时，冠心病患者要注意保暖，或适当加服扩冠脉药物进行保护。

5. 冠心病患者日常生活中，在采取各种保护措施的同时，还要懂得和识别心肌梗死的先兆症状并给予及时处理。时间就是生命，当心血管疾病患者突发心肌梗死时，要牢牢地把握心肌梗死急救的“黄金1小时”。一旦出现心肌梗死症状，必须高度重视，认真对待。心肌梗死是因为心脏的供血血管被阻塞，造成心肌缺血坏死。血管阻塞后心肌大约 30 分钟左右开始坏死，6~8 小时左右完全坏死，在这期间越早打开阻塞的血管，存活的心肌就越多。首先患者应严格卧床，保持安静，避免精神过度紧张，舌下含服硝酸甘油，有条件时可立即请医生上门，就地诊治。同时做好送往医院的准备。交通工具必须平稳舒适。患者应避免走动，情况相对稳定时以担架运送。运送途中可持续或间断使用硝酸甘油等扩冠脉药。症状严重者，心电图变化时按心肌梗死处理。梗死先兆得到及时处理的患者，有的可免于急性心肌梗死，有的即使发生心肌梗死，梗死范围也较小，症状较轻，并发症少，易于康复，预后较好。

四、急性心肌梗死后的指导

1. 心理指导　由于心肌梗死发病突然并伴有疼痛、胸闷等不适，常使患者产生濒死感。此外监护、抢救等也可使患者紧张不安，当交感神经兴奋时可引起血压升高、脉搏加快、心肌耗氧量增加，加重心肌缺血和坏死。应根据患者的职业、文化、经济条件、家庭情况及本次发病的诱因给予有目的的安慰和鼓励，使患者消除紧张、恐惧心理，树立战胜疾病的信心，在疾病恢复期要防止过度兴奋，保持情绪稳定，防止病情反复。

2. 饮食指导　蛋白质摄入量不少于 10~20g。如合并高血压或心力衰竭，须限钠盐，每日低于 5g。急性期过后可给冠心病饮食，即低脂、高糖、高纤维素饮食，脂肪占总热量的 20%~25%以下，蛋白质和碳水化合物分别占摄入量的 12%和 60%。

3. 用药指导　①硝酸甘油是扩张血管、缓解心绞痛的首选药，心绞痛发作时可用 1~2 片舌下含化，通过唾液溶解吸收，1~2 分钟即开始起作用，约半小时作用消失，如药物不易溶解，可轻轻嚼碎或继续含化。②硝酸酯类药物可扩张血管，可出现头晕、头部胀痛、头部血管搏动感、面红心悸，通常于继续用药数日后自行消失。为避免发生因体位性低血压而引起晕厥，患者服药后应平卧片刻，必要时吸氧。③长期服用β受体阻滞剂如氨酰心安、美托洛尔时，应嘱患者不能突然停药或随意漏服，否则会引起心绞痛加剧或心肌梗死发生，为防止此类药物延缓吸收，应在饭前服，用药过程中注意监测心率、血压等。④急性心肌梗死的溶栓治疗，在用药过程中及用药后若有出血倾向，如皮肤黏膜出血等，应及时报告医生。

4. 出院指导　①避免过度劳累，冬天避免寒冷的刺激。②肥胖者需限制高热量饮食及适当体力活动以减轻体重。③防治各种会加重病情的疾病，如高血压、糖尿病、贫血、甲亢等，特别要控制血压，使之维持在正常水平。④心绞痛患者应随身携带硝酸甘油片以备急用。药物应储存在棕褐色的密闭玻璃瓶中避光保存，防止受热、受潮。使用时注意有效期，如含服药物时无舌尖麻刺灼烧感，说明药物已失效，不宜再使用。服用后注意不要站立过久，避免引起血压急剧下降导致的眩晕或晕厥。⑤如出现心绞痛发作次数增加，持续时间延长，疼痛程度加重，含服硝酸甘油无效时，应立即到医院就医。

第二节　心血管疾病患者运动中常见的运动损伤

运动损伤的分类有多种，根据皮肤有无伤口可分为开放性损伤和闭合性损伤；按照伤后病程发展又可分为急性损伤和慢性损伤。急性损伤指一瞬间遭到直接或间接暴力而造成的损伤，如肌肉拉伤，关节、韧带扭伤等；慢性损伤指局部过度负荷、多次微细损伤积累而造成的损伤，或由于急性损伤处理不当转化来的陈旧性损伤，如肩袖损伤、髌骨软骨软化症等。按损伤的轻重程度分类又可分为轻、中、重度损伤。按损伤结构组织分类又可分为肌肉肌腱损伤、皮肤损伤、骨与关节损伤等等，分类方法多种多样。同时对于参加运动锻炼的人，又经常会经历肌肉的疲劳，包括急性肌肉酸痛和延迟性肌肉酸痛（DOMS）以及肌肉僵硬和肌肉痉挛，DOMS是我们常见的，对于不经常参加运动锻炼的人，增加运动量导致某些肌群的氧需求增加，因此引起运动之后几天内肌肉更严重的疼痛。同时慢性肌肉损伤在中老年人中也常见到，如滑囊炎、滑膜炎等，这些多需要到医院就诊进行治疗。

一、常见运动损伤及处置

常见损伤可分为开放性损伤和闭合性损伤。开放性损伤指伤处皮肤或黏膜的完整性遭到破坏，有伤口与外界相通；没有伤口与外界相通则为闭合性损伤。我们介绍几种常见损伤及其处理方法：

1. 擦伤

（1）病因与症状：因运动时身体不慎与外界（器械、鞋子、道路等）摩擦，皮肤破损出血或组织液渗出，常见于膝关节、肘关节以及手部。

（2）处理：小面积擦伤，红药水等消炎药水涂抹伤口即可。大面积擦伤时，应先用生理盐水清洗创面，再涂抹药水，看情形是否需要纱布覆盖包扎，必要时缠上绷带。

2. 撕裂伤

（1）病因与症状：常发生在剧烈运动过程中，多由于未做好充分的热身运动，动作不协调以及肌肉弹性、伸展性、肌力差者更易拉伤，在剧烈运动时，造成肌肉、韧带撕裂，损伤后伤处肿胀、压痛、肌肉痉挛。主要以闭合性损伤为多见，最为常见的是大腿肌肉撕裂等，伤者感觉剧烈疼痛。

（2）处理：轻、中度闭合伤，应立刻停止运动，立即冰敷，局部加压包扎，抬高患肢，放松肌肉进行静养，促进血肿吸收，24 小时之后可以热敷，适当按摩，促进血液循环。重度闭合伤，可以手术治疗。如果肌肉已大部分或完全断裂者，在加压包扎急救后，固定患肢，立即送医院手术缝合。

3. 挫伤

（1）病因与症状：康复运动过程中，因撞击器械或康复者之间相互碰撞而造成挫伤。轻度挫伤时毛细血管溢血，淋巴液聚积在肌肉和结缔组织之间，引起肿胀、疼痛。重度挫伤则可引起血肿甚至休克，另外挫伤发生于不同的部位，影响不同。内脏器官受伤时，可出现骨折、血胸等，严重者甚至出现休克。

（2）处理：在 24 小时内冷敷或加压包扎，抬高患肢、涂抹药物。24 小时后，可按摩或理疗。进入恢复期可进行一些功能性锻炼。如果怀疑内脏损伤，临时处理后，送医院检查和治疗。

4. 扭伤

（1）病因与症状：受外力触击或撞击，运动时由于自身原因或者外界原因造成身体落地重心不稳向一侧倾斜而致扭伤。伤后局部能力立即丧失，有明显肿胀、疼痛等。

（2）处理：伤后立即抬高患肢，伤情严重的要立即冷敷或用自来水冲淋，使毛细血管收缩，减少肿胀，同时加压包扎，固定休息；24 小时后可拆除包扎，采用热敷、理疗，促进毛细血管扩张，血液循环；严重扭伤，伴有韧带断裂，关节脱位，应尽快到医院缝合或做固定处理。

5. 骨折

（1）病因与症状：①直接暴力，暴力直接作用于骨骼某一部位，使受伤部位发生骨折，常伴不同程度软组织损伤。如车轮撞击小腿，于撞击处发生胫腓骨骨干骨折；②间接暴力，间接暴力作用时通过纵向传导、杠杆作用或扭转作用使远处发生骨折，如从高处跌落足部着地时，躯干因重力关系急剧向前屈曲，胸腰脊柱交界处的椎体发生压缩性或爆裂骨折；③积累性劳损，长期、反复、轻微的直接或间接损伤可致使肢体某一特定部位骨折，又称疲劳骨折，如远距离行走易致第二、三跖骨及腓骨下 1/3 骨干骨折。

骨折端移位可使患肢外形发生改变，主要表现为缩短、成角、延长；正常情况不能活动的肢体部位，骨折后出现不正常的活动；骨折后两骨折端相互摩擦撞击，可产生骨擦音或骨擦感。

（2）处理：①复位，是将骨折后发生移位的骨折断端重新恢复正常或接近原有解剖关系，以重新恢复骨骼的支架作用。复位的方法有闭合复位和手术复位；②固定，骨折复位后，因不稳定，容易发生再移位，因此要采用各种方法将其固定在满意的位置，使其逐渐愈合。常用的固定方法有：小夹板、石膏绷带、外固定支架、牵引制动固定等，这些固定方法称外固定。如果通过手术切开用钢板、钢针、髓内针、螺丝钉等固定，则称内固定；③功能锻炼，通过受伤肢体肌肉收缩，增加骨折周围组织的血液循环，促进骨折愈合，防止肌肉萎缩，通过主动或被动活动未被固定的关节，防止关节粘连、关节囊挛缩等，使受伤肢体的功能尽快恢复到骨折前的正常状态。

二、不同运动形式造成的运动损伤及处置

1. 骑车和跑步机　骑车或跑步机对于承受不了快走和跑步的患者是一项很好的交替运动的练习。一般的户外骑车或固定的室内骑车或者跑步机为多数患者所喜爱，并提供了一项很好的有氧运动，有退行性关节病变的患者参加这些运动也没什么压力。原地自行车或跑步机的另一好处是在恶劣天气下仍可进行，且患者在全天任何时间都可以在家中进行。年长的骑车

者或跑步机运动者为了避免受伤应保证有合适的设施。合理的结构尺寸和骑车位置是极为重要的。室外自行车和原地自行车具有合适的车座高度和把套可以防止上肢的腕、手压迫综合征。跑步机应有抗冲击能力和安全煞车装置。

2. 跑步　许多进行心血管疾病康复的患者被鼓励从行走和轻微慢跑开始，逐渐进展到充分的奔跑，以此增加运动强度。对于许多年长的运动者和患者，这项运动可能会因骨性关节炎、关节及半月板软骨的退行性变等问题而变得困难。一些与跑步有关的过劳问题通常发生在下肢，特别是膝、踝和足。合适的设施及合理的跑步场地对防止年长跑步者受伤很关键。年长运动者最大的问题之一是经常忽略鞋的更换，如果患者是在硬地面上跑，一定时间或者距离后通常应换鞋，在较软的地面可稍微再延长些距离。合理地间歇更换跑鞋可以增加缓冲和减震能力，可能有助于防止过劳损伤。

3. 游泳　游泳是一项许多心血管疾病患者热衷的康复运动，既可以娱乐身心又可以康复锻炼。许多下肢退行性关节炎的年长者能游得很好，因为水的浮力能使重量负荷减轻。

年长的游泳者常见的一个问题叫“游泳肩”，这是一种过劳现象，是与多年过度游泳有关的肩峰下黏液囊冲击综合征。由于肩峰下间隙的冲击造成关节囊和肱二头肌腱鞘炎是常见的，但完全的关节囊破裂不常见。年长游泳者同年轻人相比棘上韧带的撕裂更为常见。

腱鞘炎可以通过锻炼计划、抗炎药物或偶尔注射可的松来治疗。完全的关节囊破裂一般需要外科手术进行肌腱修补及随后进行循序渐进的康复计划。修补术后可能需要 4~6 个月才能重新开始游泳。年长的游泳者可能需要修改训练计划和设法避免常见的与冲击有关的问题。一些在划水时能增加阻力的装置如手动短桨，也能使训练中冲击综合征的疼痛增加，因而老年人应避免使用。使用下肢橡皮脚掌有助于增加年长游泳者腿部力量，但有慢性髌骨疼痛的运动者应避免使用这类装置，因为它可使症状加重。

三、预防运动损伤的基本原则

1. 选择适合于自己的运动项目和健身方式　每项运动都有自己的技术特点，每位患者的身体条件也各不相同。要根据自身的年龄、性别、肌肉力量、关节灵活程度及伤病情况选择正确活动方式，内容可根据评估结果调整。

2. 运动前做好充分准备活动　每次运动前，充分活动各个关节、肌肉，使机体的关节、肌肉最大限度得到充分活动，增加关节的柔韧度和灵活度。天气越冷，热身的时间需要越长，只有经过充分准备活动才能使肌肉和关节达到最佳状态投入运动中，减少运动伤害。

3. 遵循科学运动方法

（1）运动康复时，应循序渐进，先易后难，运动量应先小后大，逐渐加量。

（2）运动康复时要注重身体基本素质锻炼。要适当进行肌肉力量练习，增加肌肉力量，增强肌肉感受性，可更好保持关节稳定性，延长运动时间。

（3）加强运动安全教育，克服麻痹思想，提高预防意识。

4. 运动康复过程中应该防止过度疲劳和劳损　如果我们长期进行单一运动练习，不注意调整，经常活动的这部分身体组织，会容易损伤。这类损伤多见于关节、肌腱、肌腱附着部和负重的骨骼。防止积累性损伤，单纯地依靠医学治疗往往难以收到理想效果。

5. 加强保护与帮助，特别要提高自我保护能力　我们要特别注意提高运动过程的自我保护能力，如摔倒时，立即屈肘低头，团身滚动，切不可直臂或肘部撑地；由高处跳下时，要用前脚掌着地，注意屈膝、弯腰、两臂自然张开，以利于缓冲和保持身体平衡。另外，在心血管患者的运动康复过程中，要注意一些自我保护的细节问题：诸如穿着轻便、舒适的运动鞋和运动服等，以避免关节因运动受限而引起机体损伤。

第三节　不良运动习惯引发的问题

许多心血管病患者及中老年人在运动中存在许多不良习惯，容易引发健康问题，下面举例说明：

1. 晨练过早　心血管病患者晨练应安排在太阳出来后1小时，并且不宜在车流较多的马路旁、树林密集的地方晨练，因为这些地方聚集有大量二氧化碳和有害气体，无益健康；其次，早晨冠状动脉张力较高，交感神经兴奋性也较高，早晨6时至9时心血管病发病率最高；第三，空腹晨练易造成低血糖。

2. 饭后运动　饭后立刻运动易造成消化不良，且饭后大量血液进入胃肠道导致脑部供血减少，会使人有困意。而且，饭后心脏负荷增加，餐后立刻运动对心血管系统有明显的负面作用，应该避免饱餐后两小时内运动。

3. 运动剧烈　剧烈的运动容易造成骨折及关节脱位以及心脏不适等情况。最好选择节奏相对缓慢的运动，太过剧烈的运动会增加心脏负担，使心脏超负荷运转，对于中老年高血压患者而言易发生危险。

4. 运动过度　心血管病患者运动的目的不是使人疲劳，而是促进血液循环，增强肌肉和心脏的能力。过度运动会促使身体释放大量激素，分解蛋白产生能量，为补充过度运动的需要，会造成身体组织过多消耗增加。加快器官衰老，而且过度运动加重心脏过度使用，超出其负荷能力。长期下去，会造成心脏功能衰退，反而有害于身体。

5. 凭感觉运动　不仅是心血管病患者，对于任何人都一样，运动不能盲从，跟着感觉或者跟着别人盲目锻炼，这样不仅不能够增进健康，反而会使自身情况恶化，一定遵循医师制定的科学运动处方，杜绝自我感觉的盲目运动。例如，中老年人群并不适合上下台阶运动，易损坏膝关节，导致关节炎的发生。

6. 随意增加运动量　心血管病患者运动应循序渐进，不能突然增加运动强度和运动量，突然增加运动量可能增加心血管事件发生率。

7. 体感不适强行运动　身体状况不好或没有休息好，以及运动中出现不适甚至心绞痛症状时，应适当减少运动量，不要强行运动。

8. 运动替代药物或药物替代运动　心血管病患者的康复运动建立在心血管药物治疗基础之上，两者有各自临床治疗作用，不能相互替代。

第七章

心血管病患者运动康复的顺利实施和健康教育

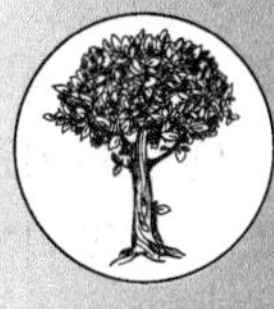

第一节　保证运动康复顺利实施的原则与方法

不可否认，在实施运动康复的过程中，医生会清晰的认识到患者的健康教育，患者的依从性是一个康复处方能否顺利实施的重要因素，也可以说是决定性因素。

一、心血管病患者健康教育的原则

1. 了解患者的自我认识　患者的自我认识是非常重要的，自我认识较好的患者，他们非常赞同医生的建议，认为自己应当按照医生所说去执行，这样能够为自己带来益处，增加身体健康。这也是我们通常所说的依从性较好的患者，这类患者相对就比较简单了，医生为其制定一个具体的、可测量的、可实现的、现实的、时限性的目标，同时让患者参与到目标的制定当中，有助于调动和保持运动锻炼积极性，同时让他清楚地认识到他才是最大的受益者，一般情况下这类患者就会积极配合这个目标，并愿意为之付出行动。

2. 采取相互配合，同伴教育法。不论是医院的医生还是研究人员都会遇到依从性较差的患者，他们当然明白这些都会为自己带来益处，可是他们也有没有办法遵循运动处方的实施。第三次全国群众体育锻炼现状调查的结果显示，不参加体育锻炼的几个原因中，首要原因是没有时间（33.8%），没有兴趣的占 20%，这时候就要求，我们的医生首先要与患者进行良好的沟通交流，多给予鼓励，习惯的建立是一个缓慢的过程。在我们的实际实施过程中，我们一般建议该类患者介绍自己的家人或者朋友同样参与到我们的运动计划中，使依从性好的患者帮助依从性较差的患者，互相监督互相督促，可以在日常生活方式中先规划出运动时间表去运动，可以是生活方式运动或业余时间计划性运动，慢慢建立规律运动习惯。作为医生需定期回访、反馈，不时给予鼓励，帮助每一位患者建立良好的生活方式。

3. 鼓励患者长期规律运动　在我们的运动处方中我们建议患者每周运动 4 次，尽量每天运动。但是运动干预以及运动处方不是以暂时运动干预结束为目的，而是希望帮助患者养成规律的运动习惯。良好的运动习惯不仅是运动，更是 1 周内运动的规律性、时间分配、活动形式。运动和时间的平均分配，特别是在运动逐渐增加时，可以更好地减少过度运动导致的损伤。例如，让患者尝试将运动分配在整个 1 周内，而不是只在周末。这有助于在 1 周内有更多的时间增加机体代谢，提供更多的心肺、骨骼肌健康益处。心肺功能较差的患者，间断时间较长之后突然进行运动会显著提高心率，增加心源性猝死风险，心率的增加可以由各种运动引发，如提重箱快速上楼。就骨骼肌系统而言，肌肉规律地运动，或至少隔天运动一次，才能形成合成-分解-再合成的循环，最终提升肌肉的耐力和力量。

4. 定期进行健康教育　健康教育是提高心血管疾病患者实施运动处方依从性的有效方法。健康教育形式要多种多样，应避免开展单一性说教，不能仅仅依靠医生或治疗师的一面之词，应开展多层次、全方位、个体化的教育模式。这就不仅需要医生的力量，而且需要社会环境来为患者营造一个良好的生活环境，使患者充分理解运动处方，了解运动处方对自身机体的益处，这也是倡议全民健身的出发点和落脚点。逐渐的改变成为永久的改变，需要一个过程，运动干预过程持续三个月时间，其中第一个月结束时，患者需要回到医院调整运动处方，患者每次都会有不同的体会，比如说自己瘦下来了或者运动过程没有那么多的心律失常，感觉自己更加健康了，他们感受到自己的变化，因此也更加轻松愉悦的参与其中，一点点累加进展，最终养成良好的习惯。此方法可减少过度运动导致损伤的机会，并增加由久坐少动生活习惯转变成积极运动习惯的概率。对大多数人来讲“太多”“太快”的运动，无论是生活方式运动，还是业余时间计划性运动，都会导致肌肉酸痛、损伤和停止运动。而一系列小的、可行的改变可能很快引起较大的变化，如坚持运动计划几周或几个月，患者可能会回顾走过的历程，会充满成就感，因此可进一步激发运动动机。令人鼓舞的是，虽然久坐少动的生活习惯不易打破，但可以一点点改变，并且一旦形成积极运动的习惯，也是不易打破的，意味着当患者努力逐渐地改变过去的习惯，将运动结合到日常生活方式中时，更容易保持新的生活方式。事实上，患者可能非常享受运动的益处。

二、不同心血管疾病患者的健康教育

1. 高血压病患者健康教育　高血压的基础教育包括：患者了解高血压的分期；多长时间测一次血压；高血压对人体的危害；高血压与遗传的关系；高血压的非药物治疗；治疗高血压药物副反应的观察与处理；高血压如何预防；维持自身血压的稳定范围；高血压与心理社会因素的关系。指导患者低盐低脂饮食，保持适当的体重，戒烟忌酒，加上运动疗法有一定的降压作用，改变生活方式可起到自体降压、协调降压的作用。

使患者对病情的诊断、治疗有大致的了解，保持心情愉快，心理平衡，生活要有规律，严格指导患者按医嘱服药，可持久地维持降压药物的血药浓度，避免短效药物引起血压骤然下降影响心脑肾等重要脏器的血液供血。

2. 心力衰竭患者健康教育

（1）告知患者诱发心力衰竭的各种因素，使患者对自己的疾病有正确的认知，掌握相关的医学知识，加强自我保健，提高依从性。

（2）让患者了解冠心病、高血压是心力衰竭最常见原因。在冠心病、高血压，风湿性心脏病的基础上，呼吸道感染、心律失常、生理或心理压力过大、妊娠和分娩、钠盐摄入过多、输液过快都会引起心力衰竭。

（3）适当休息，限制体力活动，增加卧床时间，可下床自己洗漱和进餐，严格卧床休息，心衰缓解后应适当运动，以不发生症状为限度。

（4）合理用药，严格遵医嘱服用强心药地高辛，不可随意增加或停药，出现恶心、黄视或绿视、心律不齐或脉搏低于每分钟 60 次时，立即停药就诊。

（5）服用利尿剂注意食物补钾或按医嘱药物补钾，含钾食物如：鲜橙汁、西红柿汁、香蕉、枣、葡萄干、梅干、马铃薯、菠菜、花菜等。口服补钾宜在饭后或将水剂与果汁同饮，以减轻胃肠道不适。

3. 心律失常患者健康教育

（1）疾病知识指导：向患者讲解心律失常的常见病因及诱发因素，如情绪创伤、过度劳累、寒冷刺激、急性感染、不良生活习惯（吸烟饮酒、饮咖啡浓茶）等。指导患者及家属保持心情舒畅，改变不良嗜好，尽量创造轻松的工作和生活环境，心静勿躁，避免由于精神紧张及压力过大诱发或加重心律失常。

（2）饮食指导：合理的饮食可使病情得到控制，预防并发症的发生。饮食宜低盐、低脂、清淡、易消化、高纤维素饮食，多食新鲜蔬菜和水果，保持大便通畅，忌饱餐，宜少食多餐，每顿七八分饱，每日可增至五餐，忌刺激性饮料，如浓茶、咖啡等，嗜烟酒等均可诱发心律失常，合并心力衰竭及使用利尿剂时应限制钠盐的摄入，多进含钾的食物，以减轻心脏负荷和防止低钾血症而诱发心律失常。

（3）休息与活动指导：保持良好的心情，改善生活方式，注意生活细节，促进身心休息。无器质性心脏病者应积极参加体育锻炼，调整自主神经功能，器质性心脏病患者可根据心功能情况适当活动，注意劳逸结合，避免情绪激动、太过兴奋或悲伤；最好由大夫根据病情制定运动处方，选择正确的运动方式、强度、频率及时间，一般以太极拳、慢跑、步行等为主，每周 3~4 次，每次 30 分钟。

（4）日常生活指导：①日常生活中避免过度劳累和精神紧张，保证充足的睡眠。冬天避免寒冷刺激。②积极防治原发疾病，如高血压、高血脂、糖尿病、贫血、甲亢等，避免各种诱发因素，如发热、疼痛、饮食不当、睡眠不足等。应用某些药物（抗心律失常药、排钾利尿剂等）后产生不良反应时应及时就医。③适度的活动与充分的休息相当重要，平时最好的活动是散步、慢跑、打太极拳等，如活动中有心跳过度增加，呼吸困难，应立刻停止活动。预防各种感染。④饮食原则以低盐、低脂、低胆固醇食物为主，少量多餐，多食蔬菜、水果等粗纤维食物，保持大便通畅，禁烟限酒，忌浓茶、咖啡等。⑤根据医生制定的院外治疗方案，按时服药，不能擅自减量和停药，每月门诊复查一次。⑥患者及家属测量脉搏和心率的方法。患者应记录睡醒后起床前的心率及脉搏、活动后的心率及脉搏，并定期测血压，必要时可在每日同一时间及条件下测血压。服用抗心律失常药物的患者，应记录服药前后的心率及脉搏，并记录每天自我感觉的症状。尤其感到症状加重时的心率及脉搏及引起症状加重的因素。⑦日常生活中，特别是外出时，要携带保健盒，以备急用。安装人工心脏起搏器患者应随身携带诊断卡。⑧告诉患者洗澡时应让家人知道，且不宜在饱餐和饥饿时进行，水温勿过冷过热，时间不宜过长，门不要上锁，以防发生意外。

4. 心绞痛患者健康教育

（1）向患者介绍心绞痛时的应对方法：①立即停止工作或活动，就地休息；②立即舌下含服硝酸甘油（外出时随身携带保健盒，内有硝酸甘油、硝酸异山梨酯等常用急救药品）；③疼痛持续 15min 以上不缓解，或一段时间内反复多次发作，则有发生心肌梗死的可能，需立即就医，注意患者需平卧，有条件的可给予氧气吸入。

（2）指导患者采取健康生活方式：①出院患者应逐渐增加活动量，选择适宜自己的体育锻炼，以有氧运动为主，但运动量以不引发心绞痛为宜，自我监测脉搏，以保证活动安全；②保持良好情绪，尽量减少或控制不良刺激；③教会患者自测体力活动耐力，调整日常活动及工作量，避免突然用力劳作，在较长时间休息后尤应注意，起床后活动动作宜慢，必要时预防性服用硝酸甘油；④戒烟限酒。

第二节　帮助患者养成良好的运动习惯

一、多胜于少，聊胜于无

我们推荐患者努力达到和保持中等强度运动，每周至少 150 分钟的水平，或较大强度运动，每周至少 60 分钟的运动量，以达到美国运动医学会和美国心脏协会的推荐标准。运动的益处是随着运动量的增加而递增的，健康收益与运动间存在剂量效应关系。因此，当患者开始运动计划并逐步向前进展时，应该鼓励患者以保证安全的速率逐步增加运动量直至达到国家推荐的最低运动量水平。久坐少动患者开始每周只做30分钟运动后，各种原因的死亡率就显著下降，但是当达到约中等强度运动每周至少150分钟的水平，或较大强度运动每周至少60分钟的运动量后，数字呈现出平台现象。请注意，超过每周2.5小时运动后，健康收益更大。流行病学证据表明，虽然同样遵守了体力活动指南，但那些每日坐位时间较长的人比较短的人死亡率更高。在士兵中发现，心肺适能每降低1met，死亡率就会提高四倍。弗莱明翰风险评估也表明心肺适能变化1met时，死亡率随之浮动17%。我们鼓励医生轻轻“推动”患者成为运动者，让他们做可以做的运动，这可能意味着向积极运动转变的一小步，即使患者还未准备好从事达到美国运动医学会和美国心脏协会推荐的运动量标准的运动，我们也应该对这些患者给予进一步鼓励、肯定和强化。简言之，正确推动的措施应该使患者开始思考成为积极运动者。即使运动量小于推荐量，患者也可从运动中收获健康益处。

二、致力于花时间去运动

对于中老年高血压患者而言，他们一般都从工作岗位退休，有充足的时间去活动。但是，基于生活环境等各种因素的影响，可能没有养成规律锻炼的好习惯，这时候医生、朋友、家人的鼓励就显得尤为重要。对于工作的人群而言，他们的生活方式是已经固定的，由于工作、家庭各种因素很难被打破，意味着患者必须改变自己长久的生活方式，因此我们建议改变从一点一滴做起，要想成为一名规律运动者，患者需要承认这一点并接受它，然而，这不一定是负面的。首先，把运动结合到日常活动中去，例如，把汽车停放到距停车场较远的地方，走过去办事，所花的时间并不一定像患者开始想象得那样长；另一种减少运动占用“额外时间”的办法是提前计划，充分利用目前“浪费的时间”，或者将运动与日常活动结合起来进行，如吃晚饭之后陪着孩子玩一会儿，带孩子到室外走走，鼓励孩子去活动，自己自然而然就会跟着动起来，非常重要的是，患者应积极配合将运动变成日常活动的一部分。

其次，考虑积极运动的益处。让患者从简单的运动中受益，提醒他去感受一点一点细微的变化，他将愿意坚持长期的运动，这是花较小代价得到较大收益的好方法。最后，在患者充分执行实施自己的运动计划之后，慢慢建立了习惯，会发现一切没有想象中困难，反而利用了平时浪费闲散的时间，只有将运动融入日常生活才能长期进行下去，患者可以很快适应这种改变，而且患者可以从这些额外的运动中收获更多身心健康。保持运动的核心是适当的运动动机和目标设定，为了帮助患者了解运动处方的这些重要成分。

三、运动时间的选择

没有对所有人都合适的运动时间。每位患者合适的运动时间取决于个人计划、工作情况和嗜好等。对于有心脑血管疾病的人来说，早晨并不是最适合运动的时间。从理论上讲，一天中下午 5 点至 7 点是最适合运动的时间。因为此时大气内氧气浓度最高，并且人体的各项机能都处于最佳状态，摄氧能力最强，所以此时是十分适合进行跑步等运动的。从安全角度来讲，傍晚时人体的心率和血压相对低而平稳，并且人体的血小板含量以及血液黏稠度较早上低，所以此时进行运动发生心血管意外的概率更低。可见，下午 5 点至 7 点，也就是傍晚时分是最适合我们运动的。当然，对于上班族而言，天气、场地、工作都会有影响，例如夏季，中午户外运动可能很难；而在冬季时，白天短，就妨碍下班后户外活动。个人目标计划也会影响运动时间的选择。例如，患者希望通过运动减轻体重，在晚餐前运动可能是最好的，因为运动可以促进胰岛素分泌，动员肝糖原，抑制饥饿感。如果患者工作场所有运动设施，他们愿意利用休息时间去享受运动快乐，也能有效利用时间。因此运动时间的选择大不相同，因人而异。

四、强化患者新习惯的资源

许多患者在规律运动初始阶段，会在运动中或运动后“感到更好”。在此阶段，患者可能还没有达到生理学上的健康益处，但是在精神层面他们已经感到好多了。近 10 年来，在北美，患者毫无疑问地已经感受到了运动的健康益处，并积极地参加运动。当患者成功地开始运动计划时，即使运动量不能达到最低推荐量，在心理上他也感觉良好并有成就感。这些情感需要医生、家人和朋友的鼓励，或者单位的支持，之后很快会看到生理上的健康收益。例如，配偶接送孩子腾出的时间以便使之下班后到健身房运动；或者朋友同意每天与患者一起早起跑步，这些都是非常好的措施。目前，北京有很多公司单位为员工发放计步器，或者智能手环，如果员工达到了目标量就会得到一定的奖励。事实上，员工积极参加运动，更加身心健康，精神状态良好，工作效率自然会提高。尽管这些外部支持对能否成功地成为规律运动者不是强制性的，但它们却可以大大地促进患者成为规律运动者。

最后，患者的临床医生在他们运动计划成功实施中充当重要角色。研究表明，临床医生可以影响患者的选择。通过简单的信息、规范的运动处方、对患者进步的真诚鼓励祝福，都能明显地影响患者转变为积极运动者。医生需要指出有关增加运动引起各种生理改变的切实反馈，即降低血脂、减少体脂百分比或改善血压，这是医生对患者另一种形式的支持。通过增加患者的认知、了解这个过程和运动处方的重要性，医生已经帮助患者逐渐转变成更健康的积极运动者。接下来，我们将鼓励医生继续推动、支持和激励患者达到美国运动医学会和美国心脏协会推荐的运动量水平。

五、选择适宜的运动环境

积极运动者重要的认识之一是患者在任何地方都可以运动。本书这部分关注以下三种运动环境：户外、家中和健身中心。

1. 户外运动　最常见的规律运动环境是户外，像步行、慢跑、骑车、登山都是经常进行的户外运动形式。但是，任何环境的运动形式都是利弊相间，户外运动也是如此，优点是容易和方便。方便意味着走出家门或办公室，立即开始步行或慢跑，这是非常吸引人的。此外，许多户外运动地点视野开阔、空气新鲜、景色美丽宜人。建议患者选择农村道路和公园道路进行运动，然而即使在市中心也可以发现适宜运动的场所，如公园。户外运动的主要弊端是安全风险增加。这些风险包括运动道路上的坑洼扭脚，或交通意外、治安问题等。虽然极其罕见但有时会发生。一般来讲，人行道远离汽车，比较安全；柏油路明显比水泥路面更富弹性，有助于预防过用损伤如胫骨骨裂；如果患者选择在车流较少的公路上运动应该面向车流方向步行或慢跑；公园可以为患者提供未铺路面的泥土路或绿草小路便于步行或跑步、这些小路比公路更安全（夜晚除外）令人愉快。患者应该迅速了解周围环境，看清路上障碍和危险情况。

另一个潜在的户外运动场所是附近操场跑道，许多学校有操场，在特定季节和时间段免费对公众开放。跑道可以为患者提供安全的跑步和步行场所。想知道自己跑步或走路有多快的患者，可以利用在跑道计算时间，因为标准跑道4圈相当于1.6km。由于大多数跑道是曲线的，并且稍向内倾斜，因此建议患者运动时定期改变方向以避免过用损伤。

户外运动的另外一个影响因素就是天气。天气状况对患者执行运动计划也有一定的影响。在温暖的艳阳天，可以鼓励患者进行步行、骑车和园艺运动；夏季太热的情况下，当然应避免室外运动，以防中暑；雨雪天气也会对运动产生不利影响。

户外运动一定要选择合适的衣物，其实运动锻炼有专门的运动服装。一般来讲，我们要求患者着装简单、宽松、舒适。同时，我们建议参加运动时一定要有一双舒适的鞋子，对于长期运动的人而言还是十分必要的。适当的衣物如防水透气的夹克衫、防晒霜或带一个水瓶可以帮助患者克服天气因素的不利影响。

同时，户外运动的安全性又是一个重要问题，我们必须保持高度的注意和警觉性。晚上运动或在不适宜场所单独运动都是不提倡的，坚持在明亮的地方运动，运动时会碰到很多同样参加锻炼的人，但是最好有玩伴或结成小组进行，以防突然发生意外，无法实施立即救援。穿明亮反光的运动服，特别是女性不要总是变换运动路线，最好是有比较固定的运动路线，保持警觉和防御性，保障患者安全和避免碰撞、受伤。许多风险可以通过预先计划和生活常识而避免。开车或骑自行车很难看到行人。行人、跑步者和推车者必须加以警惕。患者不仅需要看到路上不停地开过来的车，而且也要注意那些转弯或从车道后退的汽车，打开的车门和其他骑车人、家畜或步行者。徒步走路时，患者应该与交通车流相反方向行走以便能看到和躲开，但如果在人行道或铁道与他人交汇过往时应该停留在右侧从左侧通过，如车行一样。许多患者觉得专注于自身的运动，或戴耳机运动就进入了自己的小世界。我们建议在户外骑自行车时绝不能这样做，尽管他们可能给患者带来更多运动享受和放松，但患者需要对运动环境始终保持警觉。在某些情况下，患者可能需要预先注意安全问题。可以使用哨子或铃声来提醒开车或骑车人，或吓跑各种攻击性动物。我们也不推荐患者携带值钱的物品运动，但建议患者随身携带个人身份证和有关医学过敏等信息标志以便应急之需。

2. 家中运动　许多运动可以在家中进行，比如固定功率自行车或跑步机、瑜伽和跟随视频、录像所做的有氧运动、抗阻力量锻炼（用哑铃、家中物品如罐头、自身体重等）等。在家中锻炼的优点是安全、方便、舒适。对有孩子的父母可能还可以边运动，边照看孩子。然而，它也有潜在的缺点，比如患者很容易由于关注家人或家中杂事而退出运动锻炼，同样在家中也很容易让其他活动占用运动锻炼时间转而推迟开始运动。

3. 在体适能中心或健身俱乐部运动锻炼　体适能中心或健身俱乐部是运动锻炼的大场所。这里拥有各种有氧运动和抗阻训练设备，并且有训练有素的工作人员能够协助患者更好实施运动计划。根据患者的医学问题、注意事项以及是否需要运动监护，体适能中心工作人员可以适当地对患者进行监护。许多俱乐部都能提供大量的有氧健身设施（跑步机、固定功率自行车、椭圆机、游泳池等）、既能有氧训练也能抗阻训练的机器（跑楼梯机和划船器）、抗阻训练设施（自由重量和力量训练机）、锻炼心血管耐力或抗阻训练课程（有氧运动、瑜伽、动感单车、徒手操、踏板运动、搏击操等）。患者需要考虑哪些设施对自己是重要的，权衡各种设施及费用。某些健身机构只有一种价格，允许会员使用所有设施，而另外一些俱乐部则提供不同打包价格供选择。此外，健身中心的音乐背景和很多志同道合的锻炼者都非常有助于激发患者的运动动机。在健身中心运动锻炼的主要缺点是费用高，各个健身中心的价格和成套打包项目价格相差颇大，但总的来看，许多俱乐部的年费都在 3000 元左右。因此，需要人们衡量一下再作决定。

4. 社区锻炼　目前我国大多社区都有充足的健身器材，例如太极云手、漫步器、扭腰器、仰卧起坐平台等，已经具备我们锻炼所需要的各式各样的仪器设备，适合各个年龄阶层的人们去锻炼。社区锻炼的好处很多：①地点较近，不会超过 20 分钟的路程，基本就在家门口。②参加锻炼的人员互相熟悉，能够结伴而行，相互督促、相互帮助。当然相较于正规的健身俱乐部而言缺乏很多的专业设施和专业指导人员。社区的运动器材也是和俱乐部一样分为几个不同的种类，力量型健身器械：包括上肢锻炼器械（双杠、云梯、上肢牵引器），下肢锻炼器械（自重下肢锻炼器），腰背锻炼健身器械（仰卧起坐平台）；平衡协调健身器械（太极云手、漫步器）；柔韧型健身器械（压腿杠、扭腰杠）以及综合型健身器械（健身柱）等。

第三节　康复运动处方顺利实施的具体方案

Ⅱ期康复一般在出院后 1～6 个月进行，经皮冠状动脉介入治疗（percutaneous coronary intervention，PCI）和行冠状动脉旁路移植术（coronary artery bypass grafting，CABG）的患者则于术后常规 2～5 周进行。启动Ⅱ期心脏康复的冠心病患者包括急性冠脉综合征恢复期、稳定型心绞痛、行 PCI 治疗和行 CABG 后 6 个月内的患者。以下人群应延缓启动：不稳定型心绞痛发作期、心功能Ⅳ级、未控制的严重心律失常以及未控制的高血压（静息收缩压＞160mmHg 或静息舒张压＞

100mmHg，1mmHg=0.133kPa）患者。Ⅱ期心脏康复主要内容：患者危险评估和常规运动康复程序；纠正不良生活方式；日常生活指导以及工作指导。继续Ⅰ期康复的内容，如健康教育和日常生活指导。Ⅱ期康复首先强调危险评估的重要性。

一、运动的安排

在运动处方的实施过程中，每一次训练课都应包括三个部分，即准备活动部分、运动训练和整理活动部分。

1. 准备活动　准备活动的主要作用是使身体逐渐从安静状态进入到工作（运动）状态，逐渐适应运动强度较大的训练部分的运动，避免出现心血管、呼吸等内脏器官系统突然承受较大运动负荷而引起的意外，避免肌肉、韧带、关节等运动器官的损伤。

在运动处方的实施中，准备活动常采用运动强度小的有氧运动和伸展性体操，多采用低水平的有氧运动，如步行、慢跑等。准备活动的时间，可根据不同的锻炼阶段有所变化。开始锻炼的早期阶段，准备活动时间可为10~15分钟；锻炼的中后期，准备活动时间可减少至5~10分钟。

2. 运动训练　运动处方的基本部分是主要内容，是达到康复或健身目的的主要途径。包含有氧训练、阻抗训练、柔韧性训练等，有氧训练的时间可持续20~60min。

3. 整理活动　每一次按运动处方锻炼时，都应安排一定内容和时间的整理活动。整理活动的主要作用是：避免出现因突然停止运动而引起的心血管系统、呼吸系统、自主神经系统的症状，如头晕、恶心、“重力性休克”等。常用的整理活动有：散步、放松体操、自我按摩等。整体活动的时间为5分钟左右。

二、运动强度的监控

在运动处方实施过程中，运动强度的监控至关重要。一般常采用的方法有：自觉疲劳分级（RPE）、靶心率等方法。运动处方均有运动训练时不应超过的心率和血压的高限。

运动康复是Ⅱ期心脏康复的重要内容，主要进行心电、血压监护下的中等强度运动，推荐运动康复次数为 36 次，不低于 25 次，包括有氧运动、阻抗运动、柔韧性运动。

1. 心率的测定

（1）基础心率：基础心率就是通常所说的晨脉。在锻炼期间，晨脉基本是稳定的，如果基础心率突然加快或减慢则表明身体有疲劳或疾病的征象，应及时调整运动负荷。

（2）运动心率：按照训练一适应理论。随着训练水平的提高，完成相同负荷时，心率应该逐步下降；如果出现相反的状况，则表示身体状态不好或机能下降，应查明原因。运动中的心率随着运动强度的增加，逐渐增加。

（3）运动后心率恢复时间：身体机能状况越好运动后心率恢复速率越快。越来越多的学者认为运动后恢复过程中第一分钟的心率恢复的幅度具有着重要的意义，他们把异常的心率恢复定义为：运动结束后第一分钟心率恢复幅度 <12bmp。

2. 血压的测定　锻炼后收缩压上升及舒张压下降明显，且恢复较快，表明身体机能良好；陈乐琴的研究也证实，运动中血压的增加速度与年龄呈正相关，相同年龄段，运动中女性的心率变化与男性相比，明显快于男性，可能与女性自主神经调节、肾上腺素有关；高血压人群的收缩压随着运动强度的增加会出现血压陡然上升；收缩压陡然上升容易出现运动高血压反应，在收缩压过高人群中该表现更为明显。

3. 体重　一般来说，锻炼后体重的减少不超过 0. 5kg。如果体重呈不明原因的进行性下降，应注意是否有某种消耗性疾病或严重过度疲劳。反之，如果体重逐渐增加，皮脂增厚，则表明运动量可能过小。

4. 自我主观感觉

（1）运动中的自我主观感觉在运动过程中，可以用 RPE 与心率结合的方法评价运动量。

（2）运动后的自我主观感觉

1）运动量适宜的标志：一般是锻炼后全身微微出汗，肌肉稍微酸有疲劳感，但感到舒服愉快，运动后食欲、睡眠较好、次日精力充沛、无疲劳感、有继续锻炼的欲望。

2）运动量过大的表现：锻炼后大汗淋漓、头晕眼花、气喘胸闷、脉搏在运动后 20min 还未恢复、次日无锻炼欲望、同时通过测脉及血压监控出现疲劳症状。

三、心血管疾病患者运动处方资料的管理

运动处方资料管理目前分为五大部分：问卷调查资料、患者健康体适能评价、运动体适能干预、干预效果评估、体适能教育及指导。

1. 问卷调查资料　我们通过问诊、触诊、体格检查的基本资料包括个人基本信息、疾病危险性调查、运动和饮食习惯等客观信息，通过纸质资料和电子文档进行信息存档。

2. 医学检查资料　包括运动试验结果、心肺耐力、肌肉力量和肌肉耐力、国民体质监测结果以及血液化验结果，根据患者的个人状况，进行个性化的评价。

3. 运动干预　根据个人基础信息以及相关医学信息综合制定个性化和科学化的运动处方和健身计划，并监控执行情况。

4. 效果评估　定期测评患者健康体适能和相关指标，分析运动效果，调整运动处方和健身计划。

5. 健康教育及指导　在上述所有过程中，同时进行不同程度的患者教育和指导，可以一对一，也可以一对多，形式包括讲座、科普宣传、DIY 软件或互联网等。

四、运动处方实施过程中的注意事项

制定科学的运动处方：

（1）每项运动都有自己的技术特点，每位患者的身体条件也各不相同，要根据自身的年龄、性别、肌肉力量、关节灵活程度及伤病情况选择正确活动方式。

（2）运动时，应循序渐进，逐渐加量。

（3）运动时除了要注重身体基本素质锻炼，还要适当进行肌肉力量练习。

（4）加强运动安全教育，克服麻痹思想，提高预防意识。

进行长期的、单一的运动而不注意调整，就容易引起组织肌肉损伤，所以应及时选择多元化运动处方并及时调整。

（5）运动处方实施过程中注意自我保护：①只在身体状况感觉良好时运动，避免在身体状况不佳或睡眠不足时运动；②注意不要在起床后或饭后马上运动，最好在 1~2 小时后进行运动；③穿着轻便、舒适的运动鞋和运动服，避免关节因运动受限而引起损伤；④运动前要进行充分的热身，增加关节的柔韧程度和灵活度，防止运动过程中受伤。天气越冷，热身的时间需要越长；⑤运动前、中、后要充分补水，否则脱水后血液浓度增加会促使血栓形成；⑥了解运动时自我观察的指标以及运动终止的标准，当身体不适或出现预警症状，如呼吸困难、胸痛、头晕、眼花时，要立即终止运动并及时咨询或就诊；⑦如摔倒时，立即屈肘低头，团身滚动，切不可直臂或肘部撑地。由高处跳下时，要用前脚掌着地，注意屈膝、弯腰、两臂自然张开，以利于缓冲和保持身体平衡；⑧老年人或心功能不全者，注意运动适量并适当延长热身及整合运动。

第八章

急性心肌梗死运动处方实例

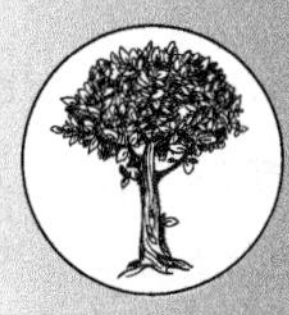

【案例】

患者男性，64 岁，以“胸痛二天，加重四小时”入院。患者于 1 月前上班时突发胸痛呈压迫感，伴有肩背部放射痛，左上肢麻木感，大汗淋漓，休息时缓解不明显，次日清晨胸痛加重发作，位置同前，程度较前明显加重，胸闷痛，持续不缓解，心电图提示Ⅰ、aVL、V4～V6 导联 ST-T 抬高，T 波倒置。随即到医院就诊，给予“吗啡”“硝酸甘油”治疗。以“急性前壁心肌梗死”收入院。否认高血压、糖尿病史。入院后予以抗凝、抗心肌缺血、减轻心肌耗氧量、改善循环等治疗后三周出院。

出院后查体：R：20 次/分，BP：100/68mmHg，双肺呼吸音清，未闻及干湿性啰音，心率 64 次分，律齐。辅助检查：空腹血糖 6.8mmol/L，心电图：Ⅰ、VaL、V4～V6 导联异常 Q 波、T 波倒置。心脏超声检查：左室前壁、室间隔活动减低左心室舒张功能减退，射血分数 46%。

诊断：急性前壁心肌梗死治疗后四周，心功能Ⅰ级

本病例特点和注意事项

1. 此冠心病急性心肌梗死四周，要先以心血管病和心功能情况制定运动处方，由于有轻度心衰、活动耐受力很低。院外运动初期患者的运动量、方式、强度等有极高的个体化特

征，应从基本活动开始逐渐增加。

2. 运动能力测试、运动风险评估　可以选择症状限制性运动试验、六分钟步行试验、运动时间测试或应用改良 Bruce 方案，设定运动强度和目标心率（THR）可依据无氧阈强度和动态缺血阈值、症状限制性运动试验自感症状阈值，还要依据“RPE”即主观运动强度评分量表作为测试和运动终止的依据。

3. 初期执行运动处方应在心电监护下进行。严格掌握适应证、禁忌证和终止运动指征。

4. 该患者心率 100 次/分，未服用 β 受体阻滞剂，因此运动强度最好采用测试结果来设定，若以心率衡量运动强度则在初期以增加 5~8 次/分为度。且要经常复查，经常做运动风险评估。

5. 初期有氧运动可采取一天内进行多次短暂的运动以有益于健康（如 3~10 分钟），根据运动后改善情况逐渐延长运动时间。

6. 该患者血糖偏高，但目前在运动处方中暂不考虑，待一段时间后再考虑该因素。

7. 力量训练先从无负重开始逐渐增加到阻抗训练，运动方式依序为：徒手运动-简易弹力带-低重量沙袋。

【出院早期运动处方】

（一）有氧运动

1. 运动项目

（1）步行、助力行走、上肢手摇功率车等，配合太极拳。

（2）运动跑台上在心电监护下慢走。

2. 持续时间　每次 6~10 分钟，或每日分次累计达到 20~30 分钟。

3. 运动中目标心率（THR）控制　初期以测试结果设定。以 HR_{max} 设定目标心率：（THR）95~106 次/分钟（是 HR_{max}

58%~65%）。

4. 运动频率　3~4 次/每周，或 6 天/每周，每天 1~2 次。

（二）力量训练

1. 运动方式

（1）徒手进行：扩胸动作上臂上举、前举动作、肘部屈伸、仰卧起坐、仰卧双腿空登自行车动作、膝关节屈伸动作，上述每个动作一次静力持续 5~8 秒、每组重复 1~2 次。

（2）简易哑铃、沙袋、弹力带训练。

重点运动肌群：胸部肌群、上肢上臂肌群、上肢前臂肌群、大腿肌群、小腿肌群。每个肌群选 1~2 个动作，每个动作重复 5~10 次或每个动作一次静力持续 5~8 秒，每组重复 1~2 次。

2. 持续时间　8~10 分钟。

3. 运动频率　每周 3 次。

（三）其他

平衡功能、柔韧性、协调性锻炼在三周后视情况开始进行。

（四）运动训练的组成

1. 热身 5 分钟，低至中等强度活动全身肢体、关节。

2. 有氧运动每次 6~10 分钟，或每日分次累计达到 20~30 分钟。

3. 力量训练　8~10 分钟。

第九章

慢性心力衰竭的运动处方实例

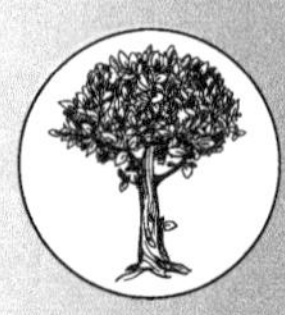

【案例】

患者男，60 岁，反复胸闷，胸前区不适 5 年，该患者 8 个月前突发胸痛，咳嗽咳痰，曾经就诊，诊断为“肺部感染”，入院前 10 多天前上述症状加重。夜间呼吸困难常有憋醒现象，双下肢水肿加重收入院。诊断“心力衰竭，肺内感染”住院治疗。经过抗心衰治疗好转出院。吸烟史 30 年；长期使用 ACEI、β 受体阻滞剂。平时间断运动，以走步为主。

检查：查体：T：36℃，BP：120/88mmHg，R：22 次/分钟，能平卧，行走自如，口唇无发绀，双肺呼吸音粗，双肺底可闻及少量湿啰音。心界扩大，心率 96 次/分钟，心律齐，双下肢轻度水肿。心电图示：V4 至 V6R 波增高，多导联 T 波倒置。心脏彩超：左右心室增大，左室壁心肌运动普遍减低，左室收缩功能、舒张功能减低，射血分数 35%。

临床诊断：①缺血性心肌病，②心功能不全，心功能Ⅱ级。

本病例特点

1. 此类患者应尽早进行院外康复，但由于右心衰活动耐受力很低。院外运动初期患者的运动量、方式、强度等有极高的个体化特征，应从基本活动开始逐渐增加。

2. 运动能力测试、运动风险评估　可以选择症状限制性运动试验、六分钟步行试验和改良 Bruce 方案，运动强度和目标心率（THR）可依据无氧阈强度和动态缺血阈值、症状限制性运动试验自感症状阈值，还要依据“RPE”即主观运动强度评分量表作为测试和运动终止的依据；严格掌握适应证、禁忌证和终止运动指征。

3. 初期执行运动处方应在心电监护下进行。严格掌握适应证、禁忌证和终止运动指征。

4. 该患者心率 96 次/分，服用 β 受体阻滞剂，因此运动强度最好采用测试结果来设定，若以心率衡量运动强度则在初期以心率增加 8~10 次/分为度。且要经常复查病情、经常做运动风险评估。

5. 初期有氧运动应采取一天内进行多次短暂的运动以有益于健康（如 3~10 分钟），根据运动后改善情况逐渐拉长运动时间。

6. 此患者下肢水肿，若长期长时间走、跑都会加速骨关节的损伤，因此有氧运动可以间断应用走步机、手摇功率车和踏车等运动，应从低强度做起，鼓励患者在有氧运动的基础上逐渐增加力量训练。

7. 不宜选择监控不方便或不利急救的运动，如游泳、越野滑雪等。

8. 力量训练先从无负重开始逐渐增加到阻抗训练，运动方式依序为：徒手-简易弹力带-低重量沙袋；力量运动的原则是：低负重、多部位、多组次、加静力。

【运动处方】

（一）有氧运动

1. 运动项目　步行、活动跑台上走步、上肢手摇功率车、脚踏功率车。

2. 持续时间　20~30 分钟，或每次 5~10 分钟、一日内累计 30 分钟。

3. 运动中心率（THR）控制　初期以测试结果设定。以 HR_{max} 设定目标心率（THR）：103～112 次/分钟，（是 HR_{max} 的 60%～65%）。

4. 运动频率　每周 4～5 天，每次 10～15 分钟有效运动，最佳心率持续或累计达到 5～10 分钟。

（二）力量训练

1. 运动方式

（1）徒手进行：上臂前举、上臂后抬动作、肘部屈伸、扩胸动作、腰部前屈、后伸、左侧弯曲、右侧弯曲、仰卧双腿空登自行车动作、膝关节屈伸动作，上述每个动作一次静力持续 5～8 秒、每组重复 1～2 次。

（2）简易哑铃、弹力带训练、沙袋等简易负重装备。

重点运动肌群：上肢上臂肌群、上肢前臂肌群、大腿肌群、小腿肌群、胸部肌群、背部肌群、腹部肌群、腰部肌群。每个肌群选 1～2 个动作，每个动作重复 5～10 次或每个动作一次静力持续 5～8 秒、每组重复 1～2 次。

2. 持续时间：5～10 分钟。

3. 运动频率：每周 3 次。

（三）柔韧性练习在牵拉放松中体现

（四）运动训练的组成

1. 热身 5 分钟，低至中等强度活动全身和肢体肌肉、各关节。

2. 有氧运动（CRF）20～30 分钟累计 30 分钟。

3. 力量训练　5～10 分钟。

4. 牵拉韧带、伸展运动　5～8 分钟。

第十章

冠状动脉腔内支架置入术的运动处方实例

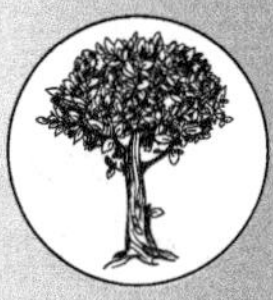

【案例】

患者女 64 岁，因持续胸痛 7 小时入院，心电图示：急性前壁心肌梗死。经皮冠状动脉内支架置入术，术后 3 天开始康复，现已 6 周。

查体：身高 164cm，体重 75kg，腰围 130cm，体形肥胖，BP：120/66mmHg，HR：100 次/分，律齐，心电图示明显 I、V1～V6 等导联可见异常 Q 波，部分导联 T 波倒置，ST-T 无弓背形抬高。

本病例特点和注意事项

1. 此类患者适宜尽早进行院外康复。作为心肌梗死后院外初期运动的患者要以心脏疾病和心功能情况制定运动处方；待经过锻炼后，患者情况得到了改善、运动能力有了提高再修改运动处方。

2. 运动能力测试、运动风险评估　可以选择症状限制性运动试验或应用改良 Bruce 方案，运动强度和目标心率（THR）可依据无氧阈强度和动态缺血阈值、症状限制性运动试验自感症状阈值，还要依据“RPE”即主观运动强度评分量表作为测试和运动终止的依据。

3. 初次运动或调整后初次执行运动处方应在心电监护下进行。严格掌握适应证、禁忌证和终止运动指征。

4. 该患者心率已经在100次/分，运动强度最好采用测试结果来设定，若以心率衡量运动强度则在初期以心率增加8~10次为度。要经常复查、经常做运动风险评估。

5. 此患者较肥胖，若长期长时间走、跑都会加速骨关节的损伤，因此有氧运动可以间断应用走步机、手摇功率车和踏车运动，应从低强度做起，鼓励患者在有氧运动的基础上逐渐增加力量训练的比重。

6. 不宜选择风险较高如舞蹈、篮球、壁球和竞技等活动。不宜选择监控不方便或不利急救的运动，如游泳，越野滑雪等。

7. 力量训练　先从无负重开始逐渐增加到阻抗训练，运动方式依序为：徒手-简易弹力带-低重量沙袋-阻抗器械；力量运动的原则是：低中负重、多个部位、多个组次、配合静力。

【运动处方】

（一）有氧运动

1. 运动项目　步行、活动跑台上慢跑、脚踏功率车、上肢手摇功率车等

2. 持续时间　每次20~30分钟或一日内分次累计达到30~40分钟；达到最佳心率时间持续或累计10~15分钟。

3. 运动中心率（THR）控制　初期运动强度依据测试结果设定。目标心率（THR）在：106~114次/分钟（是HR_{max} 65~70%）。

4. 运动频率　每周3~6天（6天是目标）。

（二）力量训练

1. 运动方式

（1）徒手训练：上臂前举、上臂后抬动作、肘部屈伸、腰部前屈、后伸、左侧弯曲、右侧弯曲、仰卧双腿空登自行车动作、膝关节屈伸动作。上述每个动作一次静力持续5~8秒、每组重复1~2次。

（2）简易哑铃、弹力带训练、沙袋等。

重点运动肌群：上肢上臂肌群、上肢前臂肌群、大腿肌群、小腿肌群、胸部肌群、背部肌群、腹部肌群、腰部肌群。每个肌群选 1~2 个动作，每个动作重复 5~10 次或每个动作一次静力持续 5~8 秒、每组重复 1~2 次。

2. 持续时间　15~20 分钟。

3. 运动频率　每周 3 次。

（三）柔韧性练习在牵拉放松中体现

（四）运动训练的组成

1. 热身 5~8 分钟低至中等强度活动全身和肢体肌肉、各关节。

2. 有氧运动（CRF）20~30 分钟。

3. 力量训练　15~20 分钟。

有氧运动与阻抗运动组合方式：有氧运动 30~40 分钟，力量运动 15~20 分钟组合。

4. 放松牵拉练习　10 分钟。

第十一章

冠状动脉搭桥术后合并高脂血症的运动处方实例

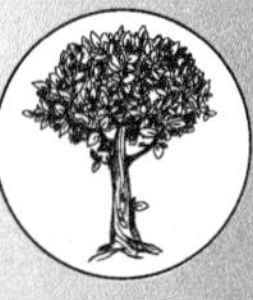

【案例】

患者男性，65 岁，冠心病，六个月前曾行冠心病冠状动脉搭桥术，现要求做运动康复治疗。

患者手术前 50 余天前无明显诱因晨起散步后突感心前区疼痛，以“冠心病，急性心肌梗死”收入院。入院后经冠状动脉造影示：左冠脉主干（LM）远端狭窄 50%，左前降支（LAD）中段狭窄 90%，左回旋支（LCX）开口处狭窄 80%，右冠脉近端狭窄 80%，中段狭窄 100%。在全麻低温体外循环冠状动脉搭桥术（CABG）术。术后患者病情恢复稳定，于术后第 7 天转入普通病房，术后三周痊愈出院；住院期间曾做康复治疗。

来院查体：身高 177cm，体重 93kg，腰围 128cm。体形肥胖，一般情况可，心率 98 次/min，呼吸 20 次次/min，血压 104/70mmHg，体温 36.5℃。心电图示：V1～V6 异常 Q 波，T 波倒置。

辅助检查：总胆固醇 6.85mmol/L，甘油三酯 3.2mmol/L，低密度脂蛋白 2.12mmol/L，高密度脂蛋白 1.95mmol/L。

诊断：冠心病陈旧性心肌梗死、冠状动脉搭桥术后合并高脂血症

本病例特点：

1. 此类患者首先要考虑对身体功能影响较大的慢性病，患者有陈旧性心肌梗死，冠状动脉搭桥术后，因此最初要先以心脏疾病和心功能情况制定运动处方；经过锻炼当患者情况得到了改善、运动能力有了提高再采取更进一步的措施来控制血脂。

2. 运动试验　可以采用六分钟步行、运动时间测试或应用改良 Bruce 方案测试，设定运动强度和目标心率（THR）可依据无氧阈强度和动态缺血阈值、症状限制性运动试验自感症状阈值，还要依据“RPE”即主观运动强度评分量表作为测试和运动终止的依据。

3. 初期或每次调整后初次执行运动处方时应在运动跑台上在心电监护下进行。

4. 要考虑到的是患者切口愈合和胸骨稳定的状况，严格掌握适应证、禁忌证和终止运动指征。患者伤口部位疼痛也是终止运动指征。

5. 该患者由于心功能不全，心率已经在 98 次/分，运动强度最好采用测试结果依据无氧阈强度和动态缺血阈值设定运动强度和目标心律（THR）。同时要经常复查病情、经常做运动风险评估。

6. 此患者年龄较大伴肥胖，若长期长时间走、跑都会加速骨关节的损伤，因此有氧运动可以间断应用走步机、手摇功率车和踏车运动，应从低强度做起，鼓励患者在有氧运动的基础上逐渐增加力量训练的比重。

7. 力量训练　先从无负重开始逐渐增加到阻抗训练，运动方式依序为：徒手-简易弹力带-低重量沙袋-阻抗器械

8. 不宜选择监控不方便或不利急救的运动，如游泳，越野滑雪等；力量训练不宜选择有可能牵拉伤口和胸骨的动作，如扩胸、身体向后背伸等。

9. 以降低血脂为目的的运动，不论是有氧或是力量训练

都需要有一定的强度和时间才能有效。因此该患者在初期运动一段时间后应增加每次运动的时间和强度。

10. 冠状动脉搭桥术后，经过初期锻炼后，运动能力可以有较快的速率发展，因此应当经常进行评估并及时修改运动处方。

【运动处方】

（一）有氧运动

1. 运动项目　步行、走步机、活动跑台上走步、脚踏功率车、上肢手摇功率车。

2. 持续时间　每次 30 分钟或分次累计达到 30 分钟，达到最佳心率时间持续或累计 15 分钟。

3. 目标心率（THR）　运动强度可依据无氧阈强度和动态缺血阈值、症状限制性运动试验自感症状阈值，以心率设定强度：初期以增加 8～10 次/分为度；108～114 次/分钟（是 HR_{max} 的 65～70%）。

4. 运动频率　每周 3~6 天（6 天是目标）。

（二）力量训练

1. 运动方式

（1）徒手进行：上臂前举、上臂后抬动作、肘部屈伸、腰部前屈、后伸、左侧弯曲、右侧弯曲、仰卧双腿空登自行车动作、膝关节屈伸动作。上述每个动作一次静力持续 5～8 秒、每组重复 1～2 次。

（2）简易哑铃、弹力带训练、沙袋等简易负重装备。

重点运动肌群：上肢上臂肌群、上肢前臂肌群、大腿肌群、小腿肌群、腹部肌群、背部肌群、腰部肌群。每个肌群选 1～2 个动作，每个动作重复 5～10 次或每个动作一次静力持续 5～8 秒，每组重复 1～2 次。

（3）器械练习：在健身房借助牵拉、推举练习器对上述各部位肌肉群进行训练。

2. 持续时间　10~15 分钟。

3. 运动频率　每周 3 次。

（三）柔韧性练习在牵拉放松中体现

（四）运动训练的组成

1. 热身 5~8 分钟，低至中等强度活动全身和肢体肌肉、各关节。

2. 有氧运动（CRF）20~30 分钟。

3. 力量训练　10~15 分钟。

有氧运动与阻抗运动组合方式：有氧运动 30~40 分钟，力量运动 15~20 分钟组合。

4. 放松牵拉练习　8~10 分钟。

第十二章

稳定型心绞痛合并高血压的运动处方实例

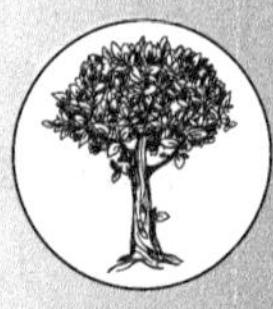

【案例】

患者，男，70岁，三年前体检发现高血压、反复胸痛1年，每次发作胸痛，可持续10分钟，2个月前因胸痛持续1小时就诊入院。心电图示：多个导联明显ST-T改变。诊断为冠心病（不稳定型心绞痛）、高血压病。经治疗好转出院，目前服用治疗冠心病、高血压的药物，偶有心前区痛，无剧烈疼痛。平时经常运动。吸烟史25年。

体检：行动自如，BP：160/100mmHg，HR：82次/分，律齐，心电图示多个导联ST-T低平。

本病例特点

1. 患者曾经有不稳定型心绞痛、高血压病，患者血压控制不够理想，建议初期配合药治疗，规律运动时间后（4~6个月）复查各项临床指标。

2. 运动能力测试、运动风险评估　可以选择症状限制性运动试验和改良Bruce方案，运动强度和目标心率（THR）可依据无氧阈强度和动态缺血阈值、症状限制性运动试验自感症状阈值，还要依据“RPE”即主观运动强度评分量表作为测试和运动终止的依据；严格掌握适应证、禁忌证和终止运动指征。

3. 此患者年龄较大，若长期长时间走、跑都会加速骨关节的损伤，因此有氧运动可以间断应用走步机、手摇功率车和踏车运动，不宜选择监控不方便或不利急救的运动，如游泳，越野滑雪等。不宜选择风险较高如舞蹈，篮球，壁球和竞技等活动。

4. 此患者有血压升高，应避免举重和憋气的运动；鼓励患者在有氧运动的基础上逐渐增加力量训练的比重。力量训练可进行全身多部位的锻炼，从无负重或低负重开始。

5. 力量训练　先从无负重开始逐渐增加到阻抗训练，运动方式依序为：简易弹力带-低重量沙袋-阻抗器械

6. 初期锻炼后，运动能力可以有较快速的提高，因此应当经常进行评估并及时修改运动处方。初次或每次调整后初次执行运动处方时应在运动跑台上在心电监护下进行。

7. 以降低血压为目的的运动，不论是有氧或是力量训练都需要有一定的强度和时间才能有效。因此该患者在初期运动一段时间后应增加每次运动的时间和强度。

【运动处方】

（一）有氧运动

1. 运动项目：步行、活动跑台上慢跑、脚踏功率车、上肢手摇功率车等。

2. 持续时间：每次 20~30 分钟有效运动，最佳心率持续或累计达到 10~15 分钟。

3. 运动中心率（THR）控制在：95~112 次/分钟（是 HR_{max}60~70%）。

4. 运动频率：每周 4~7 天（7 天是目标）。

（二）力量训练

1. 运动方式

（1）简易哑铃、弹力带训练、沙袋等简易负重装备。

重点运动肌群：上肢上臂肌群、上肢前臂肌群、大腿肌群、小腿肌群、胸部肌群、背部肌群、腹部肌群、腰部肌群。

每个肌群选1~2个动作，每个动作重复5~10次或每个动作一次静力持续5~8秒，每组重复1~2次。

（2）器械练习：在健身房借助牵拉、推举练习器对上述各部位肌肉群进行训练。

2. 持续时间　15~20分钟。

3. 运动频率　每周3次。

（三）柔韧性练习在牵拉放松中体现

（四）运动训练的组成

1. 热身5~8分钟低至中等强度活动全身和肢体肌肉、各关节。

2. 有氧运动（CRF）20~30分钟。

3. 力量训练　15~20分钟。

有氧运动与阻抗运动组合方式：有氧运动30~40分钟，力量运动15~20分钟组合。

4. 放松牵拉练习　10分钟。

第十三章

冠心病合并糖尿病的运动处方实例

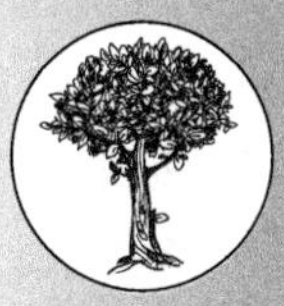

【案例】

患者，男，58 岁，有糖尿病史 6 年，一年前曾因反复胸痛住院检查诊断为冠心病。六周前因发作剧烈胸痛，服用硝酸甘油不缓解住院，诊断为：心脏急性下壁侧壁心肌梗死。本人不愿做支架，治疗三周后好转出院。平时间断运动，目前服用治疗冠心病药物和降糖药物，偶有心前区痛，无剧烈疼痛。

查体：BP：100/68mmHg，HR：92 次/分，律齐，心电图示：Ⅰ、Ⅱ、Ⅲ、aVL、aVF、V5、V6 等多个导联有明显异常 Q 波，部分导联 T 波倒置，无 ST-T 弓背形抬高。空腹血糖 8.1mmol/L、糖化血红蛋白 7.6%。

诊断：为冠心病下壁侧壁心肌梗死（六周后）、糖尿病。

本病例特点和注意事项

1. 此类患者首先要考虑对身体功能影响较大的慢性病，患者冠心病心肌梗死，在初期要先以心血管病和心功能情况制定运动处方，并配合药物治疗；经过锻炼患者情况得到了改善、运动能力有力提高后再调整方案进一步控制血糖。

2. 患者急性心肌梗死已六周，运动能力可应用改良 Bruce 方案测试最大摄氧量（VO_2）和目标心率（THR），同时要依据“RPE”即主观运动强度评分量表作为测试和运动终止的依据。

3. 严格掌握适应证、禁忌证和终止运动指征。

4. 初期锻炼后运动能力可以有较快速的提高，因此应当经常进行评估并及时修改运动处方。初次或每次调整后初次执行运动处方时应在运动跑台上在心电监护下进行。

5. 该患者有糖尿病，因此糖尿病人群运动时应注意的事项都应提请注意。例如：运动时最好携带含糖饮料或糖食，在最初开始运动时最好学习自测血糖或有家人检测，通过血糖自我监控，帮助患者理解运动后血糖的反应，以防运动时低血糖。

6. 以减低血糖为目的的运动，不论是有氧或是力量训练都需要有一定的强度和时间才能有效。因此该患者在运动一段时间后应增加每次运动的时间和强度。

7. 力量训练先从无负重开始逐渐增加到阻抗训练，运动方式依序为：简易弹力带-低重量沙袋-阻抗器械。

【运动处方】

（一）有氧运动

1. 运动项目　步行、活动跑台上慢跑、脚踏功率车、上肢手摇功率车，配合太极拳、气功等。

2. 持续时间　每次20~30分钟有效运动或日分次累计达到30~40分钟，最佳心率持续或累计达到10~15分钟。

3. 运动中心率（THR）控制　初期运动强度以心率增加8~10次/分为佳。心电监护下THR可达109~125次/分钟（是HR_{max}的65%~75%）。

4. 运动频率　4~6次/每周（6天是目标）。隔日一次最好，规律运动有利于糖尿病管理。

（二）力量训练

1. 运动方式

（1）徒手训练：扩胸动作上臂上举、前举动作、肘部屈伸、仰卧起坐、腰部前屈、后伸、左侧弯曲、右侧弯曲、仰卧双腿空登自行车动作、膝关节屈伸动作。上述每个动作一次静力持续 5~8 秒、每组重复 1~2 次。

（2）简易哑铃、弹力带训练、简易拉力器。

重点运动肌群：上肢上臂肌群、上肢前臂肌群、大腿肌群、小腿肌群、胸部肌群、腹部肌群、背部肌群、腰部肌群。每个肌群选 1~2 个动作，每个动作重复 5~10 次或每个动作一次静力持续 5~8 秒，每组重复 1~2 次。

（3）器械练习：在健身房借助牵拉、推举练习器对上述各部位肌肉群进行训练。

2. 持续时间：10~15 分钟。

3. 运动频率：每周 3 次。

（三）柔韧性练习在牵拉放松中体现

（四）运动训练的组成

1. 热身 5~8 分钟　低至中等强度活动全身肢体、关节。

2. 有氧运动（CRF）20~30 分钟。

3. 力量训练　10~15 分钟。

有氧运动与阻抗运动组合方式：有氧运动 30~40 分钟，力量运动 15~20 分钟组合。

4. 放松牵拉练习　8~10 分钟。

心理管理

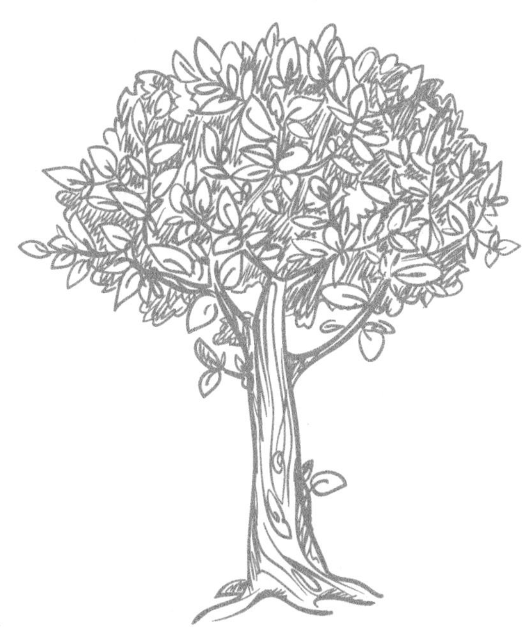

第一章

双心疾病（医学）的由来

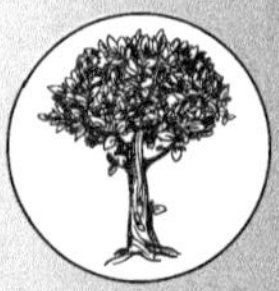

双心医学又称为心理心脏病学或精神心脏病学，是研究和处理与心脏疾病相关的情绪、社会环境及行为问题的科学。

1943 年 Harold Wolff 通过客观的实验室检查手段，试图发现心理因素与生理学反应的联系，并发现心理因素导致的生理学改变如果被延长，则可能会导致机体结构的变化。Harold Wolff 从而开创性地开展了双心医学领域的工作，并在心理免疫学、心理心脏病学及心理神经内分泌学领域建立了最基本的研究规范。

1980 年美国心身医学研究所将心身疾病定义为由环境心理应激引起和加重躯体病变的疾病。其中明确原发性高血压、原发性低血压、冠心病、冠状动脉痉挛、阵发性心动过速、原发性心动过缓、功能性期前收缩和心脏神经症等心血管疾病与精神心理因素相关，这些疾病即为目前所知的双心疾病范畴。

1998 年，来自世界各地的 38 位专家召开了心理心脏病学现状及共识会议，规范了心理心脏病学的概念、研究手段及干预治疗等方面的相关问题。自此之后，心理心脏病学的观察性、基础性及实验性研究课题蓬勃发展，双心医学在学科发展、实践模式及医患共识等方面都得到了空前发展。

在 20 世界 50 年代，美国著名心脏病学家 Friedman 和 Rosenman 首次提出了 A 型行为模式的概念。A 型行为模式是一种具有过强的竞争性以及高度的时间紧迫感的人格类型，是冠心病的主要危险因素之一，其典型而共同的特点：雄心勃勃，争强好胜，醉心于工作，但是缺乏耐心，容易产生敌意情绪，常有时间紧迫感。有研究指出，心血管疾病的发生发展与5种心理社会因素密切相关：焦虑、抑郁、某种人格特征、社会孤立及慢性的生活应激。目前，焦虑、抑郁与冠心病、高血压相互关系及心理干预的研究已成为研究的热点。自2008年后，美国、欧洲及加拿大等国家的心脏病学会，就冠心病合并抑郁问题发布了相应的临床处理建议，指出对于冠心病患者，应该常规进行抑郁筛查，这是数十年来双心医学通过科学论证逐步发展的结果。

双心医学的目的，是将精神心理因素作为心脏病整体防治体系的组成部分，立足于心血管疾病的学科体系，研究与心脏疾病相关的情绪、社会环境及行为因素，对心血管疾病受到社会心理因素的干扰或表现为类似心脏症状的精神心理问题，进行必要、恰当地识别和干预；强调在关注患者躯体疾病的同时，关注患者的精神心理状态，尊重患者的主观感受，倡导真正意义上的健康。

因此双心医学是对新的医学模式“生物-心理-社会医学模式”最好的诠释。从医学和伦理学的角度看，心身疾病的发生不仅具有病理生理等生物学基础，而且其发病具有强烈的心理和社会原因；从经济学的角度看，心身疾病的治疗不仅给患者本人及家属带来益处，还会对社会公众带来影响。

随着现代社会的进步、经济的发展和压力的增加，精神心理问题已经成为我国最严重的健康问题之一。越来越多的心血管疾病患者合并存在精神心理问题，两种疾病互为因果，相互影响，导致疾病恶化。由于疾病关联两个学科，临床表现往往不典型，容易导致误诊、误治。

国内双心医学概念从1995年由胡大一教授提出以来，一直在进行艰难的探索，近年来通过积累临床实践经验，双心医学获得很大发展。多个大城市的综合医院陆续开设了“双心门诊”和“双心病房”，提倡在预防治疗疾病的同时又要干预精神心理障碍，从而达到身心协调的目标。但由于历史原因，我国精神卫生服务资源严重不足，服务的重点多放在精神病医院和重型精神病患者，且目前我国大多数综合医院临床医生包括大多数心血管医生对于精神状况和社会心理因素与躯体疾病之间的相互作用重视不够，使得我国综合医院开展双心医学服务仍存在一定问题，不利于躯体疾病的治疗和患者的康复。

鉴于我国综合医院精神卫生服务现状及综合性医院患者双心疾病、双心障碍的普遍性，展望未来，双心医学工作任重道远。在生物医学模式下，心理门诊和心脏病门诊以及其他门诊处于割裂的状态。在常规的心脏病诊疗中，许多伴有抑郁、焦虑和其他精神心理问题的患者仍没被识别。传统的身心或精神病学的会诊服务主要取决于心脏病专家的意识和合作性，这样往往会遗漏掉很多“双心”患者，使得患者不能得到及时的诊治，因此设立“双心门诊”“双心查房”和“双心病房”，将是双心医学的发展方向。

培养“双心”医生是目前双心医学学科建设中的关键问题。对心血管科医护人员进行心理学知识教育培训及实践指导，不仅能改进他们对患有心血管疾病合并精神心理疾病患者的识别能力和治疗疗效，而且最终能减少这些疾病造成的人类疾病负担。因此，有必要在医学院教育中增加双心医学的课程，将双心医学培训作为心血管专科医生规范化培训的必修内容。

第二章

双心疾病的病理生理学

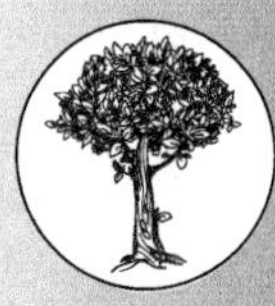

第一节　精神心理因素对心血管系统功能和预后的影响

不论是在正常人群抑或是心脏疾病患者，精神心理问题与心血管疾病关系密切，与其发生、发展及死亡均有关，是心血管疾病不良预后的预测因子，是其发生的独立危险因素。精神心理问题对心脏病患者的病程、死亡率及生命质量等方面均有重要的负面影响。

鉴于心血管疾病和抑郁症的高患病率，二者共存在一定程度上是可以预料的，但是心血管疾病患者抑郁症的发生比预期更常见，反之亦然。目前研究揭示二者的相关性看起来是双向的，抑郁症可作为心血管疾病的原因和结果。

1993 年，Frasure-Smith 等发表的首个前瞻队列研究表明，急性心肌梗死合并抑郁的患者死亡率明显升高。一项针对瑞典男性开展的 37 年随访研究表明，焦虑作为冠心病的独立危险因素可用于预测冠状动脉事件的发生。另一项包含 1980-2009 年 20 项关于焦虑与冠心病研究的 Meta 分析结果表明，焦虑是冠心病发生的独立危险因素，对冠心病发病与死亡具有重大的影响。

研究发现，抑郁的发生早于心血管疾病存在，抑郁是健康人群首次发生心肌梗死和心源性死亡的预测因子，也提示抑郁不仅继发于心血管疾病，也是心血管疾病发病和预后不良的预测因子。在冠状动脉旁路搭桥术的患者中，抑郁与差的功能结局、低的生命质量、进展的动脉粥样硬化程度、高的再入院率及死亡率相关。在不稳定性冠状动脉疾病患者中，抑郁可导致差的结局；在心肌梗死患者中，抑郁是复发心脏事件、心脏病相关的死亡及全因死亡的预测因子。抑郁可使心肌梗死患者的死亡别死亡率升高 2~2.5 倍。在冠状动脉疾病、心力衰竭和其他的心脏疾病患者中，焦虑和抑郁是心脏疾病并发症和死亡率的预测因素。一项 Meta 分析结果表明，抑郁可使心脏疾病患者的不良事件增加 2 倍，而焦虑可使其升高 50%。

2014 年美国心脏病学会（ACC）提出把抑郁作为急性冠脉综合征（ACS）预后不良的一个重要危险因素，这是正式提出的一个危险因素，是一个里程碑式的认识。

精神心理障碍与心血管疾病相互作用的机制有很多，二者可能存在共同的病理生理学机制，主要包括病理生理因素：促炎性细胞因子、内皮功能、抗凝因素、血小板受体与功能、神经激素因素、自主神经系统、与 5-羟色胺转运体机制相关的遗传连锁等。

炎症在心脏疾病，特别是急性心脏事件中的作用，已得到充分论证。精神心理问题也与升高的炎症因子水平相关。例如不管是否患有心脏疾病的抑郁患者中，炎症因子（特别是 C 反应蛋白、白细胞介素-1 及白细胞介素-6）呈升高状态。一项包含 908 名无心血管疾病患者的队列研究中，抑郁可预测心血管死亡率，但控制炎症标准物的影响后，这种关联下降了 12.7%，表明炎症在抑郁导致心血管死亡中发挥了中等程度的作用。同样的炎症因子也可损伤内皮的一氧化氮释放，可能成为心脏疾病患者内皮功能紊乱的机制，另外内皮功能紊乱可作为充血性心力衰竭患者死亡率的独立预测因子。抑郁也被证实与内皮功能紊乱相关。研究表明，采用选择性5-羟色胺再摄取抑制剂治疗抑郁患者后，内皮功能提高。对抑郁的发病机制有作用的5-羟色胺通过与血小板的5-羟色胺受体结合，促进血小板凝集，在心肌缺血及其他心脏事件的发生中发挥了关键作用。5-羟色胺功能失调与凝血系统的潜在关联将有待进一步研究。

自主神经系统异常可能在抑郁与心脏疾病的关联中具有一定的作用。自主神经系统功能障碍加强可能是抑郁导致心脏疾病患者死亡率升高的机制。最近的一项 Meta 分析结果表明，抗抑郁药物不能使患者的心率变异向正常化转变。虽然患者的抑郁症状在抗抑郁药物作用下好转，但他们的心血管不良预后仍在升高。分析其原因，可能因为自主神经系统除了作用于心脏，也可能作用于脉管系统，包括冠状动脉。精神心理问题患者处于精神应激状态，这类患者的交感神经有更高的兴奋水平，出现高皮质醇、血小板激活、炎症激活以及内皮功能紊乱，患者常处于心血管疾病高危状态，不仅容易促发心血管事件，而且增加心血管疾病的死亡风险。因此，有人提出精神心理问题和心血管疾病可能有共同的发病途径和共同的基因变异，但其关联尚缺乏基因、蛋白及代谢物水平的研究。

在过去的几十年中，临床研究表明，短暂的痛苦情绪或精神压力与冠心病发病有很强的关联。在过去的几十年中，人们进行了大量有关人的心理活动和心肌缺血之间联系的研究。70%临床稳定型冠心病患者在实验中可能发生情绪应激导致的心肌缺血，这种原因直接增加冠心病患者的死亡和心血管事件发生率。

心理和情绪的应激还可直接导致心肌的病理改变。1991年日本学者 Sato 等首先报道了以类似心肌梗死胸痛伴一过性心尖部室壁活动异常为特征的一组心脏综合征。患者有心电图改变和轻度心肌酶升高，其临床表现与急性心肌梗死很相似，但冠状动脉造影检查结果正常。临床上因其发病前均有明显的应激事件发生，目前统称为应激性心肌病。精神刺激应激占病因的30%，常在某种突然的情绪激动后发病，如听到不幸的消息、与人激烈争吵、突遇恶性事件等。躯体疾病应激占70%，如严重的外伤、严重的低血糖、吸食可卡因、急性肺动脉栓塞等。

精神心理因素对心血管系统的影响在胎儿和孕妇中也日益受到重视。胎儿和孕妇是一个完整的血液循环整体，密不可分。孕妇的情绪精神异常引起自身血流动力学改变及体内神经内分泌异常，是否会影响到胎儿心血管系统和血流动力学改变，这一问题逐渐受到国内外产科及心脏科临床医师的关注。

关于精神心理因素对于心血管系统的影响以及如何治疗应对等问题，均需更多的研究，以制定出合适的既可改善患者结局又降低医疗费用的筛查和治疗方案。

第二节　心血管疾病对精神心理因素的影响

心血管系统由心脏和血管组成，心脏是动力器官，血管是运输血液的管道，血液循环是机体生存最重要的生理机能之一。患有心血管疾病，等于生命安全受到了威胁，患者的心情自然会受到影响。

对于患者而言，生活质量同样也受到很大的影响。患者无法像健康时一样想吃就吃、想玩就玩，总是背着巨大的思想包袱。有些患者甚至因为担心心脏病发作不敢出门，就怕出事了无法来得及抢救。同时患者还要吃多种预防治疗药物，这会时时提醒患者自己生病了的事实。有些人会惶惶不可终日，小心谨慎地活着，有些人却要享乐第一，生病了也还是照常“大口吃肉、大口喝酒”，不把医生的劝诫当一回事，最终导致病情加重。

抑郁和焦虑已被不同的研究证实可影响患者感知及报告心脏病症状、身体活动能力、康复计划的实施及其效果。抑郁和焦虑可阻碍患者的行为改变，例如戒烟、释放压力、坚持健康饮食及药物治疗等。从这一角度看，抑郁及焦虑本身可能不一定是导致心脏病不良预后的直接原因，而是影响了患者接受最佳治疗的可行性。因此治疗依从性差、不适宜的健康行为（特别是缺少体育运动）被认为是心脏病发病机制之一。在原本患有精神疾病患者中，心血管疾病导致的死亡风险更大。心血管疾病是双相情感障碍患者的首位死亡原因，标准化的死亡率比为 1.5～2.5 倍，在青年中，标准化的死亡率比可高达 8 倍。

心脏病患者常伴发各种精神心理问题，其中最常见的是抑郁、焦虑、恐惧、紧张、失眠等。

刘梅颜等综合分析 298 例疑诊为冠心病的患者，其中急性冠脉综合征患者抑郁和焦虑症状发生率分别为 65.6%和 78.9%，稳定性冠心病患者抑郁和焦虑症状发生率分别为 18.5%和 26.9%。在冠心病患者中，精神心理问题是呈慢性和反复发作性的。心肌梗死后患者有高达 40%合并抑郁（Carney and Freedland，2003）。心肌梗死后抑郁症状并非随着病情的稳定而很快缓解，如果不予处理，抑郁状态常持续至少 1 年以上，这也提示情绪并不仅仅与病情相关，患者的认知功能、社会支持等也在其中起了很大的作用，也提示我们如果及时进行干预可能让患者有更好的治疗依从性、更好的生活状态。

抑郁和焦虑症状经常伴发于植入型心律转复除颤器（ICD）患者，与其他心脏病患者相似，抑郁障碍和焦虑障碍的发生率接近 20%。一项 2 年的纵向研究结果表明，ICD 患者中抑郁的发生率为 24%～33%。在充血性心力衰竭患者中，一项 Meta 分析结果表明，保守的抑郁发生率（例如抑郁障碍等）为20%，广义的抑郁发生率（例如抑郁症状增加等）为36%。ICD患者处在不知何时被电击除颤的风险当中，心衰患者的自主活动因病情受到了限制，生活质量严重下降，不管是在ICD还是心衰患者中，其抑郁焦虑的发生与心脏疾患本身密不可分。

对于心血管疾病伴发精神心理问题患者，其心血管疾病的治疗自然放在首位，但同时也不能忽视精神心理问题。如果不积极治疗精神心理问题，其带来的潜在健康影响是巨大的，甚至会导致心脏病结局差、死亡率增高。

第三章

双心疾病的诱发因素

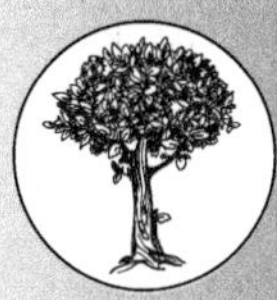

第一节 个性特征

人类的性格类型与躯体疾病的关系，在医学发展史上有过许多研究，意见分歧也较大，在双心疾病患者的个性特征上，研究者们已经得出了一些结论。

1970 年美国科学家 Meyer Friedman 和 Rosenman RH 在对患者进行前瞻性和回溯性研究的基础上，提出了 A 型行为模式的理论，认为这种性格和冠心病关系密切。A 型行为模式是一种具有过强的竞争性以及高度的时间紧迫感的人格类型，其典型而共同的特点有：雄心勃勃、争强好胜、醉心于工作、富有闯劲、竞争性强、爱显示其才能，但比较急躁、缺乏耐心、容易产生敌对情绪、难于克制，常有时间紧迫感等特点。实验室的研究还发现这类人的胆固醇、三酰甘油、去甲肾上腺素皮质激素等都很高，则患冠心病的概率很高，与此相反的 B 型性格的人则无此特点。

C 型性格的人往往具有克制自己的情感的特点，他们不善于任意发泄，并长期处于孤独、矛盾、抑郁和失望中。这种社会孤立和低社会支持作为一种抑郁患者更多见的生活方式和行为因素，会导致一些不良生活方式，如吸烟、饮食差、久坐等。这些生活方式又会导致冠心病相关的传统高危因素如肥胖、高血压、高胆固醇血症、糖尿病等的发生。因此C型性格的人因其不良生活方式也易患心血管疾病。

第二节 环境因素

环境因素包括大的气候环境、地理环境，小的家庭、社区环境等，这些都会影响到人们的身心健康。近几十年，因为社会工业化、人口城市化、居住稠密、竞争激烈、交通拥挤、社会动荡而导致的精神紧张日益普遍，这种精神紧张在心身疾病发病中的作用也日益突出。家庭是精神刺激的重要来源，也是社会支持的重要来源，家庭气氛与心身疾病的关系已经引起人们特殊的关注。不良的家庭气氛，确实能增加心身疾病的发生。在经常发生口角、暴力或分居的家庭中，心身疾病患病率大约为普通家庭的3~4倍。

美国Halmes等为了调查人民在生活中遭受变故而重新适应所需付出的努力程度，运用生活变化计量单位的分值为指标，制定了社会重新适应评定量表。量表共列出了如丧偶、离婚、失业等43项常见的生活变化事件，各赋予一定的分值。Halmes等认为当年内累积分数超过300单位，则来年患病的可能性为70%，提示生活环境的变动对人的健康造成了一定的影响。Schmale重点研究了亲人分离和抑郁与各种疾病的关系。他发现在住院的大部分患者中都有失落感的诉说（真实的或想象的），并在疾病的症状出现以前，就已感到失去希望或失去帮助。与此相似的报告发现，在配偶去世后，存活一方的死亡率和冠心病患病率都有增高。Parkes等观察英国的一组寡妇，居丧6个月内主要死因是冠心病。

随着工业化和科学技术现代化的发展，生活和工作节奏的加快，矛盾冲突和竞争意识的加强，均可造成人们的心理紧张。而稳定的生活环境，如家庭的支持、稳定的工作、经常联系的亲戚朋友、有益的兴趣爱好、规律的生活等等则会在面对社会压力时形成一定的缓冲保护，这是有益于人们的身心健康的。

自然环境的变化如海平面上升、极端气温及环境改变等对人类躯体及精神健康产生多方面的影响。《柳叶刀》发文提示全球气候变化可能使人类卫生医疗工作进度倒退 50 年，因此必须采取措施以扭转全球气候变化问题。如果人类减少了自身活动对环境的影响，全球卫生健康事业将得到极大改善。美国精神医学会（APA）近来警告称气候变化已成为精神健康的一大威胁，APA 聚焦于气候变化对精神健康的深远影响，包括焦虑、抑郁、创伤后应激障碍（PTSD）及物质滥用的发病及恶化。在极端气候或天气的威胁下，既往罹患焦虑、抑郁或 PTSD 的患者可出现症状的恶化，原先未罹患上述疾病者则可能发病。个体还可能以危险行为作为应答，如酒精、药物的滥用。对于很多人而言，仅仅是想到气候改变就足以造成严重的焦虑和（或）抑郁，以及无望感；另一些人则可能采用否认作为心理防御机制。

第三节　认知程度

双心疾病的患者在临床上常存在患病行为的异常，这往往会有两个极端，一是过分忽视有一定危险的疾病，另一个极端是过分关注自己的躯体症状，极端状况的出现与患者的认知程度关系密切。

如果患者不重视自己的病情，对于疾病没有正确的认识或者虽然知道自己身患重病，但不愿意去正视疾病，产生“逃避”的心理，抱着“潇洒”过一天是一天的心态，对可以改变的危险因素则没有改变的愿望和行动，对自己的健康管理没有很好的规划，如已经确诊冠心病、甚至有过心肌梗死病史的患者，仍不戒烟，不控制饮食，也不增加运动，放任疾病的恶化。或者患者在不安心情的驱动下，过分在乎自己的病情，稍有不适就去医院检查，反复检查未发现大的问题也不放心，进一步要求医生行更详细更高端的检查，甚至冒险进行不必要的有创性检查。患者不相信、不遵循医生的建议，不按照医学原则规律去检查，而是按自己的不安或不适反复检查，从患者个人而言造成了经济的损失，从大的方面而言是医疗资源的浪费。因此双心疾病的治疗必须重视患者的认知因素，否则疾病的治疗会困难重重。

第四节　疾病状态

患者疾病的状态无疑会影响到患者的心理状态。如惊恐障碍中患者体验到的“濒死感”——患者觉得自己就不行了、快死了，这种感觉自然让患者紧张万分，常常由“120”送至医院急诊抢救，但往往检查结果却没什么大问题。虽然检查不出问题，但这并不能解除患者的痛苦，频繁的发作会让患者“生不如死”，严重影响到患者的生活质量，让患者认为自己得了“怪病”“绝症”，没救了，丧失对生活的信心。而经过正规的抗焦虑治疗，患者的疾病能够得到较快速的好转，其情绪也会随之发生变化。但对于心力衰竭、心律失常、心肌梗死等心脏疾病患者，因疾病长期迁延不愈，躯体及心理的双重压力使患者容易出现精神障碍，对患者身心都有不良影响。许多患者会出现诸如疲乏无力、睡眠障碍、体重减轻或增加、注意力不能集中和记忆力减退等症状，很难鉴别到底是疾病对患者造成的影响还是抑郁的症状。如果患者有消极念头和自杀想法，应及时诊断和治疗抑郁症。有些患者的抑郁症状并不明显，兼被躯体疾病症状所掩盖，从而临床上易被漏诊和忽视。因此在临床上，任何时候都要全面整体地看待患者，不应忽视患者的心理状态。可以追溯患者既往有无抑郁、焦虑的表现或者病史，以及有无与疾病不相符的躯体不适症状，如有，则医务工作者应提高警惕，考虑心理因素对患者造成的影响。

第五节　诊疗行为

在临床工作中，不少患者反映自己的心理问题是被吓出来的，比如在住院期间遇到了病房的抢救、病友的死亡事件，因而在患者心理留下了深深的恐惧记忆，从此担心、紧张不安，害怕有一天这可怕的事情在自己身上重演。有时因为临床工作繁忙，医务工作者一个不经意的眼神、动作，没有到位的解释，都会让担心自己病情的患者胡思乱想许久，怀疑自己是不是病情太重没救了或者医生是不是厌烦自己因此没有给自己尽心治疗。值得注意的是，医源性的焦虑或是抑郁日益增多。由于经济方面的压力或是为避免医疗纠纷，很多医生将患者病情交代过重，临床过度检查，患者思想负担过重，又缺乏合理的疏导，导致旧病未去又添新病。有时因为诊断不明确或治疗效果不佳不得不反复检查、抽血、甚至创伤性侵入性检查或者手术，对于患者而言都是痛苦可怕的事情，进一步影响患者对疾病治疗的信心以及生活的信心。

并非仅仅只有医疗中医生的态度或诊疗等影响患者的心理状态，患者的心理状态同样影响患者的诊疗行为。比如疑病症的患者长期游荡在各医院各科室就诊，惊恐障碍的患者则是急诊室的常客。2014 年发表于《美国医学会杂志·内科学》一篇研究显示，对于那些血压不达标且合并抑郁的患者，接受强化治疗以实现血压达标的可能性较未合并抑郁者更低，提示合并抑郁时患者更难配合和接受治疗。

诊疗行为影响着患者的心理状况，同样其心理状况也影响着诊疗行为，两者互为因果，密不可分。

第四章

双心疾病的诊断思路

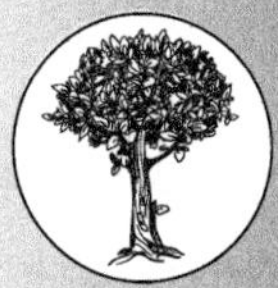

第一节　访谈技术

21 世纪心理障碍已成为影响人类健康的主要疾病。随着社会的迅速变化，各方面的竞争日趋激烈，精神心理方面的压力成为这个时代新的致病原。

罹患心理障碍的早期患者中只有 20%～30%可能有较明显的心理情绪问题而前往心理门诊就诊，70%～80%患者却因有突出的各种躯体化症状而到各内外科门诊就诊，心内科在其中占据极大比率。因此早些识别和处理双心疾病是心内科医生无法回避的现实和责任。

前往综合医院就诊的心理障碍患者意识不到自己的问题是由焦虑抑郁引起的似乎是个全球问题。存在这一现象的主要原因之一就是心理障碍早期表现的躯体形式化问题，即心理障碍早期的大多数患者都可表现出各种各样身体多部位系统的不适症状。多数情况下人们认为心理障碍仅限于悲伤抑郁、心烦意乱、紧张不安、担忧害怕或多思多虑等情绪体验，而没有认识到心理障碍会引起各种躯体症状。由于存在对心理障碍的“病耻感”，社会对心理障碍存在根深蒂固的偏见，使人们更愿意原谅和接受因躯体疾病而不是心理障碍对生活压力不堪承受的回避，所以说心理障碍的躯体形式化是个人的或社会的压抑所致的一种表现，是心理障碍的一种转移和替代。也就是说，表现的是躯体症状，表达的则是社会、心理方面的问题。

2014 年在《中华心血管病杂志》发表了《在心血管科就诊患者的心理处方中国专家共识》，从医疗规范和技术上支持心内科早期心理障碍防治工作的开展，在其中提出了“三问法”来进行初筛。

这 3 个问题分别是：①是否有睡眠不好，已经明显影响白天的精神状态或需要用药？②是否有心烦不安，对以前感兴趣的事情失去兴趣？③是否有明显身体不适，但多次检查都没有发现能够解释的原因。3 个问题中如果有 2 个回答是，则符合精神障碍的可能性为 80%左右。

在考虑双心疾病时医生需要全面地收集病史资料，可让患者自己叙述发病经过，并向有关家属及亲友进行调查核实。还应询问其生活史、个性性格特点、家庭环境和亲子关系等，同时确定患者发病前是否存在心理社会因素以及此类生活事件对患者产生影响的严重程度。在聆听患者叙述时医生不能缺乏耐心，以亲切、同情的态度面对患者，一定要倾听患者的主诉，尊重患者的感受，因为病在患者身上，不要随便打断患者而灌输医生的主观意愿。医生可在听完患者的叙述后根据自己的疑问和需要了解的情况去询问病史，注意问病史不能诱导患者按照医生的思路去描述。问好病史既是调查研究、了解患者疾病症状、病史和患者做过的检查，也是医患沟通的启动。只有问好病史，才能帮助患者在第一次面对一个生疏的医生时树立起信心，包括情感的交流。如果医生询问病史非常简单、粗暴，态度不认真，那么一方面医生很难把病问清楚，另一方面患者也难以相信这样的医生。

医生在倾听的同时要注意观察患者。要仔细观察患者的表情、姿势、态度及行为，并善于发现患者的细微变化，如患者在描述其痛苦时表情是否相符，或者有无夸张、夸大。医生除倾听和观察患者的叙述是否真实、有无隐瞒，有无新的问题以及如何将检查引向深入外，还应判明各症状之间的相互关系。医生应独立思考，可以允许推测，但应防止主观武断。

除了心血管病症状，医生要尽可能详细询问患者有无其他不适主述，如睡眠问题、有无紧张和担心害怕、有无乏力和情绪不佳；讨论症状出现时的心理情绪问题，要了解患者对本身心脏疾病的认识，有无随时感到疾病会对自己造成重大威胁，或对疾病的治疗、恢复失去信心。心理障碍患者固有的心理防御机制使他们倾向于隐瞒自己的抑郁焦虑情绪，同时也担心医生考虑精神因素时会耽误对心脏疾病的诊断和治疗。此时需帮助患者认识到其目前的病情与精神心理障碍可能有关，抑郁焦虑同样会导致患者有躯体不适，同时帮助患者正确判断其心血管疾病的严重程度，客观评价患者临床症状与心血管疾病之间的关系，让患者自己认识到夸大的疾病和症状。要详细解释精神心理障碍的治疗必要性，以取得患者对疾病诊断的充分理解和对治疗的积极配合。

需要注意的是约有 20% 的患者，尤其是神经症患者不能认可精神障碍的诊断，此时不能强求患者接受，不必一味强调焦虑或抑郁等临床诊断，可给予心脏神经症、自主神经功能失调或其他患者可以接受的解释，而重在保证临床处理能够进行。

第二节　量表的使用

虽然新的生物-心理-社会医学模式已经渗透到医学教育中，但在实际工作中临床医生因工作繁忙等种种原因很难兼顾到患者的心理问题。临床医生已经习惯用各种实验室检查来诊断疾病，但心理障碍诊断缺乏这种手段，往往导致心内科医生遇上心理障碍时会无从下手，很难判断患者的症状到底有多少是由器质性疾病引起，又有多少是由心理障碍引起。许多心内科心理障碍患者早期临床表现不典型，很难有像心理专科那样典型的抑郁焦虑患者，在诊断与综合治疗上存在问题。

导致心内科早期漏诊心理障碍的一个重大缺陷是在心内科病史询问和基本检查中只关注躯体问题，应用各种强大的检测手段将患者从头查到脚，从内查到外，但查的仅仅是患者的躯体，而对患者的心理状态如何难以兼顾。所以当下在心内科入院检测中引入心理情绪筛查是非常必要的，不仅让医生早期就能够识别患者有无心理疾患，同时也让患者意识到自己的心理状态有无问题，这对进一步开始心理障碍的诊治和疗效观察有很大的帮助。可以说心理量表是识别心理障碍的“化验单”。需要注意的是，量表在临床只是筛查工具，不是诊断工具，对于筛查超过界值分的患者需要进一步临床诊断性晤谈才能做出诊断。应用量表，也要注意量表是否进行过信、效度检验，引进的量表是否严格按照量表的原则进行本土化都是需要考虑的。

为了进一步认识简单筛查量表对于心血管病的重要性，PHQ-2 被提出应用。PHQ-2 仅为 PHQ-9 的前两个问题（表 2-4-1）。

表 2-4-1 PHQ-2 评估量表

PHQ-2 评估量表	完全不会	几天	一半以上的天数	几乎每天
1. 做事时提不起劲或没有兴趣	0	1	2	3
2. 感到心情低落、沮丧或绝望	0	1	2	3

如果患者评分≥3 分，显示抑郁症的敏感度为 83%，特异度为 92%，0 分可排除抑郁。Heart and Soul 研究中，对于 PHQ-2 阳性答案可以预测 55%心血管事件，但尚需进一步研究来评价在不同临床疾患，年龄种族、城市农村人群中的有效性。如果评分在 3 分以上，AHA 推荐继续应用 PHQ-9 进行测

评，推荐指出对于阳性患者应该转诊至专业机构诊断和治疗抑郁。PHQ-2 和 PHQ-9 在心血管事件中有其特异性和敏感性。

患者健康问卷抑郁量表（The Patient Health Questionnaire-9，PHQ-9）大部分患者都能在 5 分钟内完成，可用作治疗和随访的参考（表 2-4-2）。

表 2-4-2　PHQ-9 评估量表

PHQ-9 评估量表	完全不会	几天	一半以上的天数	几乎每天
1. 做事时提不起劲或没有兴趣	0	1	2	3
2. 感到心情低落、沮丧或绝望	0	1	2	3
3. 入睡困难、睡不安或睡眠过多	0	1	2	3
4. 感觉疲倦或没有活力	0	1	2	3
5. 食欲不振或吃太多	0	1	2	3
6. 觉得自己很糟，或觉得自己很失败，或让自己或家人失望	0	1	2	3
7. 对事物专注有困难，例如阅读报纸或看电视时	0	1	2	3
8. 动作或说话速度缓慢到别人已经觉察或正好相反，烦躁或坐立不安、动来动去的情况更胜于平常	0	1	2	3
9. 有不如死掉或用某种方式伤害自己的念头	0	1	2	3

0~4　没有抑郁症（注意自我保重）

5~9　可能有轻微抑郁症（建议咨询心理医生或心理医学工作者）

10~14　可能有中度抑郁症（最好咨询心理医生或心理医学工作者）

15~19　可能有中重度抑郁症（建议咨询心理医生或精神科医生）

20~27　可能有重度抑郁症（一定要看心理医生或精神科医生）

如患者可能还有其他的心理问题，比如焦虑等，也应特别对待，广泛性焦虑评定量表（GAD-7）因条目较少应用方便，信效度在临床也得到认可，常被用来评估焦虑（表 2-4-3）。

表 2-4-3　GAD-7 评估量表

GAD-7 评估量表	完全不会	几天	一半以上的天数	几乎每天
1. 感觉紧张，焦虑或急切	0	1	2	3
2. 不能够停止或控制担忧	0	1	2	3
3. 对各种各样的事情担忧过多	0	1	2	3
4. 很难放松下来	0	1	2	3
5. 由于不安而无法静坐	0	1	2	3
6. 变得容易烦恼或急躁	0	1	2	3
7. 感到害怕，似乎将有可怕的事情发生	0	1	2	3

0~4　没有焦虑症（注意自我保重）

5~9　可能有轻微焦虑症（建议咨询心理医生或心理医学工作者）

10~13　可能有中度焦虑症（最好咨询心理医生或心理医学工作者）

14~18　可能有中重度焦虑症（建议咨询心理医生或精神科医生）

19~21　可能有重度焦虑症（一定要看心理医生或精神科医生）

临床上还有许多的量表可以应用。如：

焦虑/抑郁自评量表（Self-rating Anxiety Scale，SAS/Self-Rating Depression Scale，SDS）是由 William WK. Zung 分别在 1971 年和 1965 年编制，用于测量焦虑、抑郁状态轻重程度及其治疗过程中变化情况的心理量表，应用相当广泛，主要用于疗效评估，不能用于诊断。

综合性医院焦虑抑郁量表（Hospital Anxiety and Depression Scale，HAD）由 Zigmond AS 与 Snaith RP 于 1983 年编制，大型流行病学调查得出该量表适用于普通人群中焦虑抑郁的筛查。1993 年被引进国内，在综合性医院测试得出 9 分作为焦虑抑郁的临界值具有较好的敏感度和特异度。该表共二十个项目，包含焦虑、抑郁两个因子分，平均测试时间仅为 5 分钟，在综合性医院应用方便。

症状自评量表（Symptom Checklist 90，SCL-90）是 Derogatis 于 1973 年编制，是国外运用最多、最广泛的精神症状评定量表之一。主要适用于成年的神经症、适用障碍及其他轻性精神障碍患者。该量表共 90 个条目，分 9 个因子分，包括躯体化、强迫症状、人际关系敏感、抑郁、焦虑、敌对、恐怖、偏执、精神病性，根据靶症状组成的因子分用轮廓图分析，可以了解各因子的分布趋势和评定结果特征。但是 SCL-90 需要 20 分钟左右的填写和评分时间，结果分析也复杂，在综合性医院受到局限（表 2-4-4）。

表 2-4-4 症状自评量表

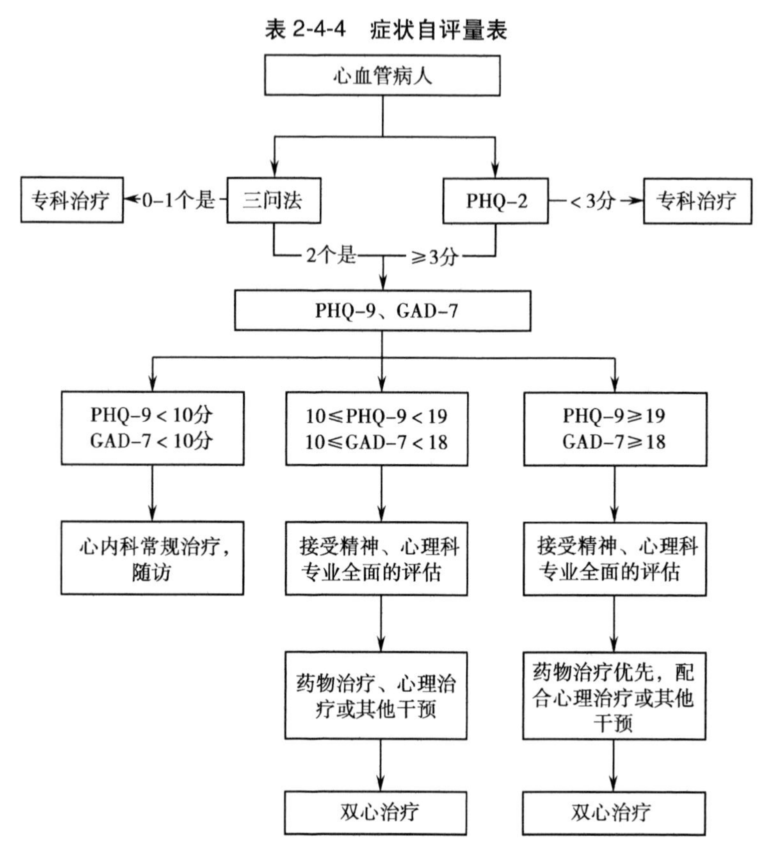
心血管病人
专科治疗
0–1个是
三问法
PHQ–2
＜3分
专科治疗
2个是
≥3分
PHQ–9、GAD–7
PHQ–9＜10分
GAD–7＜10分
10≤PHQ–9＜19
10≤GAD–7＜18
PHQ–9≥19
GAD–7≥18
心内科常规治疗，随访
接受精神、心理科专业全面的评估
接受精神、心理科专业全面的评估
药物治疗、心理治疗或其他干预
药物治疗优先，配合心理治疗或其他干预
双心治疗
双心治疗

第五章

诊断与治疗

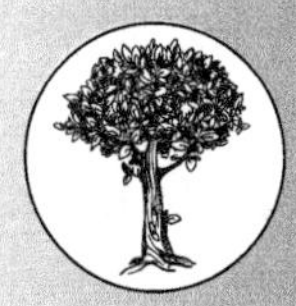

第一节　抑郁症

抑郁症（抑郁发作）是一种常见的心境障碍，以显著而持久的心境低落为主要临床特征，伴有兴趣缺乏和（或）精力减退，并伴有多种生物学症状。既往曾将抑郁发作的表现概括称为“三低”，即情绪低落、思维迟缓、意志减退。这三种症状是典型的重度抑郁的症状，不一定出现在所有的抑郁症患者中。抑郁发作的表现可分为核心症状，心理症状群与躯体症状群三方面。

一、核心症状

抑郁的核心症状包括心境或情绪低落，兴趣缺乏以及乐趣丧失，这是抑郁的关键症状，诊断抑郁状态时至少应包括此三种症状中的一个。

1. 情绪低落患者体验到情绪低、悲伤。情绪的基调是低沉、灰暗的。患者常常诉说自己心情不好，高兴不起来。在抑郁发作的基础上患者会感到绝望、无助和无用。

绝望：对前途感到悲观失望，认为自己无出路，此症状与自杀观念密切相关，在临床上应注意鉴别。

无助：是与绝望密切相关的症状，对自己的现状缺乏改变的信心和决心。常见的叙述是感到自己的现状如疾病状态无法好转，对治疗失去信心。

无用：认为自己的生活毫无价值，充满了失败，一无是处。认为自己对别人带来的只有麻烦，不会对任何人有用，认为别人也不会在乎自己。

2. 兴趣缺乏是指患者对各种以前喜爱的活动缺乏兴趣，典型者对任何事物无论好坏都缺乏兴趣，离群索居，不愿意见人。

3. 乐趣丧失是指患者无法从生活中体验到乐趣，或称快感缺失。

以上三大症状是相互联系的，可以在一个患者身上同时出现，互为因果，也有不少患者只以其中某一两种突出。

二、心理症状群

抑郁发作包含许多心理学症状，可分为心理学伴随症（焦虑，自责，精神病性症状，认知症状，以及自杀观念和行为，自知力等）和精神运动性症状（精神运动性兴奋和精神运动性激越等）。

1. 焦虑　焦虑与抑郁常常伴发，而且经常成为抑郁症的主要症状之一。主观的焦虑症状可以伴发一些躯体症状，如胸闷、心跳加快、尿频、出汗等，躯体症状可以掩盖主观的焦虑体验而成为临床主诉。

2. 自责　患者对自己既往的一些轻微过失或错误痛加责备，认为自己的一些作为让别人感到失望。认为自己患病给家庭、社会带来巨大的负担。严重时患者会对自己的过失无限制地“上纲上线”，甚至达到妄想程度。

3. 精神病性症状　主要是妄想或幻觉。这些妄想一般不具有精神分裂症妄想原发性、荒谬性的特征。内容与抑郁状态和谐的称为与心境相和谐的妄想，如罪恶妄想、无价值妄想、灾难性妄想、嘲弄性或谴责性幻听等；而内容与抑郁状态不和谐的称为与心境不和谐的妄想，如被害妄想、没有情感色彩的幻听等。

4. 认知症状　抑郁症伴发的认知症状主要是注意力和记忆力下降。这类症状属于可逆性，随治疗的有效而缓解。认知扭曲也是重要特征之一，如对各种事物均作出悲观的解释等。

5. 自杀观念和行为　抑郁患者半数左右出现自杀观念，最终会有10%~15%死于自杀。偶尔患者会出现所谓“扩大性自杀”，患者可在杀死数人后再自杀，导致极严重的后果。因此，它绝非一种可治可不治的“良性”疾病，积极的治疗干预十分重要。

6. 精神运动性迟滞或激越　多见于所谓“内源性抑郁”患者。精神运动性迟滞患者在心理上表现为思维发动的迟缓和思流的缓慢，“像脑子生锈一样”。同时会伴有注意力和记忆力的下降。在行为上表现为运动迟缓，工作效率降低，严重者可以达到木僵的程度。激越患者则与之相反，大脑持续处于紧张状态，思维内容无条理，无法进行创造性思考。在行为上表现为烦躁不安，紧张激越，有时不能控制自己的动作，但又不知道自己因何烦躁。

7. 自知力　相当一部分抑郁症患者自知力完整，主动求治。存在明显自杀倾向者自知力可能有所扭曲，缺乏对自己当前状态的清醒认识，甚至完全失去求治愿望。伴有精神病性症状者自知力不完整甚至完全丧失自知力的比例增高。

三、躯体症状群

1. 睡眠紊乱是抑郁状态最常伴随的症状之一，也是不少患者的主诉。以入睡困难最为多见，而以早醒最具有特征性。与这些典型表现不同的是，在不典型抑郁患者可以出现贪睡的情况。

2. 食欲紊乱主要表现为食欲下降和体重减轻。食欲减退的发生率约 70%。轻者的表现为食不甘味，但进食量不一定出现明显减少，此时患者体重改变可能不明显；重者完全丧失进食的欲望，体重明显下降，甚至导致营养不良。不典型抑郁症患者可见有食欲亢进和体重增加。

3. 性功能减退可以是性欲的减退乃至完全丧失。有些患者勉强维持有性行为，但无法从中体验到乐趣。

4. 精力丧失表现为无精打采、疲乏无力、懒惰、不愿意见人。有时与精神运动性迟滞相伴随。

5. 晨重夜轻即情绪低落在晨间加重。此症状是内源性抑郁的典型表现之一。有些心因性抑郁患者的症状则可能在下午或晚间加重，与之恰恰相反。

6. 非特异性躯体症状　包括头痛或全身疼痛，周身不适，胃肠道功能紊乱，心慌气短乃至胸前区痛，尿频、尿急等，常在综合医院被诊为各种自主神经功能紊乱。抑郁症患者有时以此类症状作为主诉，因而长期在综合医院门诊游荡。与疑病症状不同的是这类患者只是诉说这类症状，希望得到相应的治疗，但并未因此而产生牢固的疑病联想，希望得到相应的治疗。

四、抑郁与心血管疾病

美国报道 20% 的冠心病患者符合重型抑郁的诊断，高达 47% 的患者有抑郁症状；相反普通人群，抑郁发生率仅为 4%~7%。在冠心病人群中，如果采用 DSM 诊断抑郁症，发病率约为 15%~20%，但是轻度抑郁和抑郁症状为 20%~50%。

2014 年我国的一篇荟萃分析入选了 23 项在医院里完成的对冠心病合并心理障碍的调查研究，共计 5236 例患者，发现冠心病与抑郁的共病例为 51%，而纳入 1353 例患者的 4 个社区为基础的研究提示共病率为 34. 6%~45. 8%，其中中型抑郁为 3.1%~11.2%。

冠心病与抑郁相互影响，导致生活质量下降，医疗成本增加，预后差。

国外已发表的研究中，慢性心力衰竭患者的抑郁发生的范围相当大，约 10%到 60%。心力衰竭合并抑郁的发病率在门诊患者中是 16.7%~70%，住院患者中是 23.8%~67%。国内调查显示心力衰竭患者抑郁发病率为 13.4%~80%。

各种心血管疾病中抑郁的发生率均较普通人群高，其与心血管疾病互相影响，如不及时治疗干预，对疾病的预后造成重大的影响。

五、诊　断

DSM-V 诊断抑郁症的标准为：

1. 在持续的 2 周时间内，出现 5 个以上的下列症状，表现出与先前功能相比不同的变化，其中至少 1 项是心境抑郁或丧失兴趣或愉快感。

注：不包括那些能够明确归因于其他疾病的症状。

（1）几乎每天大部分时间都心境抑郁，既可以是主观的报告（例如，感到悲伤、空虚、无望），也可以是他人的观察（例如，表现流泪）（注：儿童和青少年，可能表现为心境易激惹）。

（2）几乎每天或每天的大部分时间，对于所有或几乎所有活动的兴趣或乐趣都明显减少（既可以是主观体验，也可以是观察所见）。

（3）在未节食的情况下体重明显减轻，或体重增加（例如，一个月内体重变化超过原体重的 5%），或几乎每天食欲都减退或增加（注：儿童则可表现为未达到应增体重）。

（4）几乎每天都失眠或睡眠过多。

（5）几乎每天都精神运动性激越或迟滞（由他人观察所

见，而不仅仅是主观体验到的坐立不安或迟钝）。

（6）几乎每天都疲劳或精力不足。

（7）几乎每天都感到自己毫无价值，或过分的、不恰当的感到内疚（可以达到妄想的程度，并不仅仅是因为患病而自责或内疚）。

（8）几乎每天都存在思考或注意力集中的能力减退或犹豫不决（既可以是主观的体验，也可以是他人的观察）。

（9）反复出现死亡的想法（而不仅仅是恐惧死亡），反复出现没有特点计划的自杀意念，或有某种自杀企图，或有某种实施自杀的特定计划。

2. 这些症状引起有临床意义的痛苦，或导致社交、职业或其他重要功能方面的损害。

3. 这些症状不能归因于某种物质的生理效应，或其他躯体疾病。

六、治　疗

抑郁症是一种慢性易复发的疾病，对抑郁症的治疗应当是全病程治疗，包括急性期治疗、巩固期和维持期治疗。急性期治疗的目标是尽可能达到症状缓解（或称临床痊愈），巩固期和维持期治疗的目标是预防复发和复燃，恢复患者社会职业功能。特别是复发性抑郁，更应重视巩固和维持期治疗。

急性期治疗的患者要考虑治疗的场所（如门诊、住院部、专科医院），需要评估以下几方面：患者当时的自杀风险；患者是否能意识到有病，并按医嘱服药；患者是否有良好的社会支持系统；是否还存在着较强烈的社会应激；患者的功能损害程度。

其次是给患者选择合适的治疗措施，如药物治疗、心理治疗、药物合并心理治疗，或者其他治疗方式如电休克治疗、重复经颅磁治疗。通常轻度和中度抑郁可以给予心理治疗或药物治疗。但是中重度抑郁，药物治疗有效，并且需要巩固和维持治疗，单一给予心理治疗还没有系统研究。

急性期对药物治疗有效的患者，随后进入巩固期治疗，巩固期的治疗药物和剂量均与急性期的治疗相同。药物治疗应保证足量和足疗程，并且定期评价患者对治疗的依从性，药物的不良反应、患者对药物治疗的重要性缺乏认识或者患者的“病耻感”均对治疗依从性有负性影响。如果患者不能耐受药物的不良反应，或者经过足量、足疗程治疗，无足够疗效的患者，考虑选择第二步治疗。包括调整剂量，延长治疗时间，增效治疗和换药治疗。

药物治疗具体见第七章。

1. 单胺氧化酶抑制剂　该药的应用先于三环抗抑郁药，但由于其严重的不良反应和安全性很差，基本上已经在我国停止使用。

2. 三环类抗抑郁药物　三环类抗抑郁药疗效肯定，但其安全性较差，过量中毒时致死率也较高。不良反应也较多，主要表现为心血管毒性、过度镇静、抗胆碱能副作用、体重增加以及导致记忆力和注意力一过性下降等。

3. 新型抗抑郁药　新型抗抑郁药由于其药理作用上的高选择性，与传统药物相比其安全性和不良反应特性均有了显著提高，每日 1 次的给药方案大大简化了治疗方案，患者对药物的接受度也较高，对其工作、生活能力影响小。但由于新型抗抑郁药物均需要连续服用 2~3 周甚至更长的时间方能出现显著的临床进步，但其不良反应如胃肠道症状、激越反应的出现则可在服药后很快出现，因此，医生需要下功夫进行患者教育，解释清楚药物的药理学特点，提高患者的依从性。

4. 用药原则　治疗前向患者及家属阐明药物性质、作用和可能发生的不良反应及对策，争取其主动配合，遵医嘱服药。尽可能避免对症治疗。全面考虑患者的症状特点、年龄、躯体情况、药物的耐受性、有无并发症、个体化合理用药；采取剂量逐步递增的方法，尽可能使用最低有效剂量，小剂量疗效不佳时，根据不良反应和耐受情况逐渐增至足量和足疗程(4~6周)。如仍无效，可考虑换药。尽可能单一用药，足量、足疗程治疗和换药无效时可考虑2种抗抑郁药联合使用。一般不主张联用2种以上抗抑郁药。所有抗抑郁药物在停药时应逐渐缓慢减量，不要骤停，否则可能出现“撤药综合征”，表现为头晕、恶心、呕吐、乏力、激惹与睡眠障碍等症状。

七、预防复发

抑郁症的复发率较高，一生中复发的危险度接近90%。抑郁症复发的危险因素大致有：急性期治疗结束后仍存在一些残留的抑郁症状或仍有消极的思维方式；双重抑郁；有过复发的患者，特别是3次抑郁发作者复发的概率约90%；患者抑郁症状缓解后继续生活在应激环境中或对生活现状很不满意。因此，预防抑郁症复发的维持治疗是一个重要的环节。在临床实践中应根据患者的病情严重程度、工作及生活情况、服药带来的不便等综合考虑，其中病情严重程度是一个重要的因素。如果抑郁发作伴有明显的自杀倾向，应考虑较长时间的维持治疗。一般认为，抑郁发作恢复后应至少维持用药6个月。当既往某次发作的病程超过6个月时，维持用药时间应至少不短于既往发作的病程。如果两次发作间隔时间少于2.5年时，应考虑较长时间的维持治疗，如5年。

第二节　焦虑症

焦虑症是一种以焦虑情绪为主要表现的神经症，包括急性和慢性焦虑两种临床相，常伴有头晕、胸闷、心悸、呼吸困难、口干、尿频、尿急、出汗、震颤和运动性不安等。焦虑并非实际威胁所引起，其紧张程度与现实情况很不相称。

一、临床表现

临床上其主要症状为焦虑的情绪体验、自主神经功能失调及运动性不安，常见有急性焦虑和慢性焦虑两种表现形式。

1. 急性焦虑即惊恐发作。这是一种突如其来的惊恐体验，表现为严重的窒息感、濒死感和精神失控感。惊恐发作时伴有严重的自主神经功能失调，主要有三个方面：①心脏症状：胸痛、心动过速、心跳不规则；②呼吸系统症状：呼吸困难；③神经系统症状：头痛、头昏、眩晕、晕厥和感觉异常，也可有出汗，腹痛、全身发抖或全身瘫软等症状。

急性焦虑发作通常起病急速，终止也迅速，一般持续数十分钟便自行缓解。发作过后患者仍心有余悸，不过焦虑的情绪体验不再突出，而感虚弱无力，需经若干天后才能逐渐恢复。

2. 慢性焦虑　又称广泛性焦虑或自由浮游性焦虑，是焦虑症最常见的表现形式，是以持续的显著紧张不安伴有自主神经功能兴奋和过分警觉为特征的一种慢性焦虑障碍。患者长期感到紧张和不安，做事时心烦意乱、没有耐心；与人交往时紧张急切、极不沉稳；遇到突发事件时惊慌失措、六神无主，极易朝坏处着想；即使是休息时也可能坐卧不宁，担心出现飞来横祸。患者如此惶惶不可终日，并非由于客观存在的实际危险，纯粹是一种连他自己也难以理解的主观过虑。

自主神经功能失调的症状经常存在，表现为心悸、出汗、胸闷、呼吸急促、口干、便秘、腹泻、尿频、尿急、皮肤潮红或苍白。有的患者还可能出现阳痿、早泄、月经紊乱等症状。

运动性不安主要包括坐立不安、搓手顿足、肢体发抖、全身肉跳、肌肉紧张性疼痛及舌、唇、指肌震颤等。

二、诊　断

DSM-V 关于惊恐障碍和广泛性焦虑障碍的诊断标准如下：

（一）惊恐障碍

1. 复发性难以预料的惊恐发作。一次惊恐发作指突然出现强烈的恐惧或不适，迅速出现以下症状中的4个或更多，并在数分钟内达到顶峰。

注：突然发生指能够发生于平静状态或焦虑状态。

（1）心悸，心慌或心跳加速；

（2）出汗；

（3）颤抖或哆嗦；

（4）感到气短或窒息；

（5）哽咽感；

（6）胸痛或胸部不适；

（7）恶心或腹部不适；

（8）感到眩晕、站不稳，头重脚轻或头昏；

（9）寒战或潮热；

（10）感觉异常（麻木或刺痛感）；

（11）现实解体（感到不真实）或人格解体（与自己脱离开）；

（12）害怕失去控制或将要发疯；

（13）害怕即将死亡。

注：文化特异性症状（如耳鸣、颈部疼痛、头痛、无法控制的尖叫或哭喊）可能见到，但这些症状不能当成必备症状。

2. 有下列一项以上的症状表现且持续1个月（以上）以后，至少出现1次发作。

（1）持续地担心会有再次发作或担心发作的后果（如失去控制、心脏病发作、“发疯”）；

（2）与发作有关的行为显著改变（如回避锻炼或去不熟悉的地方来避免惊恐发作）。

3. 这种惊恐发作并非由于某些物质（例如药物滥用、治疗药品）或由于一般躯体情况所致的直接生理性效应。

4. 这种惊恐发作不可能归于其他精神障碍，如社交恐怖症（例如，在所害怕的社交场合时出现症状）、强迫症（例如，对于强迫思维出现的反应）、创伤后应激障碍（例如，对于伴有严重应激因素的刺激所发生的反应）或分离性焦虑障碍（例如，对于离家或离开亲人时的反应）。

（二）广泛性焦虑障碍

1. 至少持续在 6 个月以上的多数日子里，对于不少事件和活动（例如工作和学习），呈现过分的焦虑和担心（忧虑的期望）。

2. 患者发现难以控制自己不去担心。

3. 这种焦虑和担心都伴有下列 6 项症状中至少 3 项（在 6 个月中，多数日子里至少有几种症状）。

注：儿童只需一项。

（1）坐立不安或感到紧张；

（2）容易疲倦；

（3）思想难以集中或头脑一下子变得空白；

（4）激惹；

（5）肌肉紧张；

（6）睡眠障碍（难以入睡或常醒，或转辗不安的令人不满意的睡眠）。

4. 这种焦虑、担心和躯体症状引起具有临床意义的痛苦，或导致社会、职业和其他重要功能领域方面的损害。

5. 此障碍并非由于某种物质（例如某种滥用药物、治疗药品），或由于一般躯体情况例如甲亢所致的直接生理性效应。

6. 此障碍不能用其他精神障碍进行更好解释，例如，这种焦虑或担心不在于患有惊恐发作（如惊恐障碍）、不在于在公众场所会感到难堪（如社交恐怖症）、不在于被污染（如强迫症）、不在于离家或离开亲人（如分离性焦虑障碍）、不在于严重应激因素的刺激所发生的反应（如创伤后应激障碍）、不在于体重增加（如神经性厌食）、不在于多种躯体诉述（如躯体化障碍）、不在于可觉知的身体缺陷（如身体变形障碍）、不在于患严重疾病（如疑病症）、不在于妄想性信念（如精神分裂症和妄想性障碍）。

三、治　疗

心理治疗放松疗法对广泛性焦虑症和惊恐发作均是有益的。当个体全身松弛时，生理警醒水平全面降低，心率、呼吸、脉搏、血压、肌电、皮电等生理指标出现与焦虑状态逆向的变化。松弛不仅有生理效果，同样有着相应的心理效果。认知疗法对于焦虑症患者也有不错的疗效。患者病前经历过较多的生活事件，病后又总担心结局不妙。在过分警觉的状态下容易对周围的环境和人物产生错误感或错误评价，因而常有大祸临头之感。帮助患者纠正这些认知错误可以缓解患者的焦虑情绪。

药物治疗具体见第七章。

苯二氮䓬类是临床上广泛使用的抗焦虑药物，其中以地西泮使用最为普遍，采用剂量为 7.5～15mg/d，分 2～3 次服用。阿普唑仑、氯硝西泮、艾司唑仑应用也较广泛。服用苯二氮䓬类药物期间，不宜驾驶机动车辆或操纵大型机械，以免发生意外事故。丁螺环酮、坦度螺酮属于无镇静作用的非苯二氮䓬类的抗焦虑药物，对广泛性焦虑症和惊恐发作均有疗效。有些抗抑郁药也兼有抗焦虑作用，如常用的新型抗抑郁药 SSRIs、SNRIs 等，三环类抗抑郁药因副作用较大，目前应用较少。

第三节　神经衰弱

神经衰弱是一种以精神易兴奋又易疲劳为特征的神经症，

并表现为情绪易激惹、易烦恼、易紧张，还伴有肌肉紧张性头痛和睡眠障碍等生理功能紊乱症状。神经衰弱的病因与发病机制至今尚无定论。一般认为，个体在易感素质的基础上，承受较大的心理压力又不能有效应对时，其精神活动的能量调节机制便受到影响，因而产生神经衰弱症状。素质因素与心理社会因素的病因作用可能呈负相关，即具有较强的易感素质的人，在较弱的心理社会作用下可能发病，而没有这种易感素质的人，如果心理社会因素过于强烈或持久，也可能患病。

神经衰弱的易感素质主要表现为中枢神经系统易兴奋和易消耗的两种特性。心理社会因素在神经衰弱的发生中有着重要的作用。一般认为，心理社会因素能否成为致病因素，取决于其性质、强度和持续的时间，更取决于患者的态度和体验，而患者的态度和体验又与他的个性特征、应付方式等密切相关。

一、临床表现

1. 精神易兴奋、脑力和体力易疲劳 患者的精神活动极易发动，周围一些轻微的、无关的刺激也能引起患者较强烈的或较持久的反应，因而患者的注意力涣散，不由自主的联想和回忆增多，注意力很难集中，引起兴奋反应的刺激并不都很强烈。患者的非指向性思维长期处于活跃兴奋状态，大脑无法得到必要充分的松弛和休息，因此脑力容易疲劳，感到脑子反应迟钝、记忆力减退、思维不清晰、思考效率下降。同时患者也感到疲乏、困倦、全身无力等躯体疲劳症状，即使适当休息仍难以恢复。

2. 情绪症状 患者可能会出现一些焦虑和抑郁症状，但不突出也不持久，神经衰弱突出的情绪症状是易激惹、易烦恼和易紧张。由于情绪启动阈值降低，再加上情绪自制力减弱，患者显得易激惹。

3. 心理生理症状 指心理因素引起的某些生理症状，如紧张性疼痛：头疼；颈部、腰背部的不适和酸痛。睡眠障碍：入睡困难、睡眠浅、自觉多梦、睡眠节律倒错，该醒时昏昏入睡，该睡时则头脑清醒。其他的心理生理症状还包括耳鸣、心慌、胸闷、消化不良、尿频、多汗、阳痿或月经不调等。

二、诊　断

神经衰弱的诊断在国际上尚有争议，其症状具有非特异性，诊断时应谨慎，要排除可以出现神经衰弱症状的所有的躯体疾病和其他精神障碍。

1. 符合神经症的诊断标准。

2. 以脑和躯体功能衰弱症状为主，特征是持续和令人苦恼的脑力易疲劳和体力易疲劳，经过休息或娱乐不能恢复，并至少有下列 2 项：

（1）情感症状，如烦恼、心情紧张、易激惹等；常与现实生活中的各种矛盾有关，感到困难重重，难以应付。可有焦虑或抑郁，但不占主导地位；

（2）兴奋症状，如感到精神易兴奋（如回忆和联想增多，主要是对指向性思维感费力，而非指向性思维却很活跃，因难以控制而感到痛苦和不快），但无言语增多，有时对声光很敏感；

（3）肌肉紧张性疼痛（如紧张性头痛、肢体肌肉酸痛）或头晕；

（4）睡眠障碍，如入睡困难、多梦、醒后感到不解乏、睡眠感丧失，睡眠觉醒节律紊乱；

（5）其他心理生理障碍，如头晕眼花、耳鸣、心慌、胸闷、腹胀、消化不良、尿频、多汗、阳痿、早泄或月经紊乱等。

3. 严重标准　患者因明显感到脑和躯体功能衰弱，影响其社会功能，为此感到痛苦或主动求治。

4. 病程标准　符合病症标准至少 3 个月。

5. 排除标准

（1）除以上任何一种神经症亚型；

（2）排除分裂症、抑郁症。

三、治　疗

1. 药物治疗　根据患者的症状，可酌情使用抗焦虑剂、抗抑郁剂、振奋剂、镇静剂，和促脑代谢剂等。

2. 心理治疗　神经衰弱患者病前多有一些心理因素，矫正患者的认知可以取得较好的效果。森田疗法把注意点从患者自身引向外界，消除症状、适应环境，能缓解患者的部分症状。放松疗法也有一定的疗效。

第四节　创伤后应激障碍

创伤后应激障碍（post traumatic stress disorder，PTSD）是对异乎寻常的威胁性、灾难性事件的延迟和（或）持久的反应。创伤性事件是 PTSD 诊断的必要条件，但不是 PTSD 发动的充分条件，许多变量影响到 PTSD 的发生。

一、临床表现

PTSD 表现为在重大创伤性事件后出现一系列特征性症状。患者以各种形式回避重新体验创伤性事件，有驱之不去的闯入性回忆，频频出现的痛苦梦境。有时患者可处于意识分离状态，持续时间可从数秒到几天不等，称为“闪回”，此时患者仿佛又完全身临创伤性事件发生时的情境，重新表现出事件发生时所伴发的各种情感。患者面临、接触与创伤性事件相关联或类似的事件、情景或其他线索时，通常出现强烈的心理痛苦和生理反应。

在创伤性事件后患者对创伤相关的刺激存在持续的回避。回避的对象不仅限于具体的场景与情境，还包括有关的想法、感受及话题。对创伤性事件的某些重要方面失去记忆也被视为回避的表现之一。回避的同时，还有被称之为“心理麻木”或“情感麻痹”的表现，患者在整体上给人以木然、淡然的感觉。患者感觉难以对任何事情发生兴趣，与外界疏远隔离，严重者甚至可能万念俱灰以致自杀。

另一组症状是持续性的焦虑和警觉水平增高，如难以入睡或不能安眠。警觉性过高、容易受惊吓，做事无从专心等。

二、诊　断

DSM-V 关于 PTSD 的诊断标准包括从 A 到 H 八个大项，A 为事件标准，B、C、D、E 为症状标准，F 为病程标准，G 为严重程度标准，H 为排除标准。

诊断标准

注：下述诊断标准适用于成年人、青少年和 6 岁以上儿童。对于 6 岁及以下儿童，参见下述相应的诊断标准。

（一）以下述 1 种（或多种）方式接触于实际的或被威胁的死亡、严重的创伤或性暴力：

1. 直接经历创伤性事件。

2. 亲眼目睹发生在他人身上的创伤性事件。

3. 获悉亲密的家庭成员或亲密的朋友身上发生了创伤性事件。在实际的或被威胁死亡的案例中，创伤性事件必须是暴力的或事故的。

4. 反复经历或极端接触于创伤性事件的令人作呕的细节中（例如，急救员收集人体遗骸；警察反复接触虐待儿童的细节）。

注：诊断标准 A4 不适用于通过电子媒体、电视、电影或图片的接触，除非这种接触与工作相关。

（二）在创伤性事件发生后，存在以下一个（或多个）与创伤性事件有关的侵入性症状：

1. 创伤性事件反复的、非自愿的和侵入性的痛苦记忆。

注：6 岁以上儿童，可能通过反复玩与创伤性事件有关的主题或某一方面来表达。

2. 反复做内容和（或）情感与创伤性事件相关的痛苦的梦。

注：儿童可能做可怕但不能识别内容的梦：

3. 分离性反应（例如，闪回），个体的感觉或举动好像创伤性事件重复出现（这种反应可能连续出现，最极端的表现是对目前的环境完全丧失意识）。

注：儿童可能在游戏中重演特定的创伤。

4. 接触于象征或类似创伤性事件某方面的内在或外在线索时，产生强烈或持久的心理痛苦。

5. 对象征或类似创伤性事件某方面的内在或外在线索，产生显著的生理反应。

（三）创伤性事件后，开始持续地回避与创伤性事件有关的刺激，具有以下 1 项或 2 项情况：

1. 回避或尽量回避关于创伤性事件或与其高度有关的痛苦记忆、思想或感觉。

2. 回避或尽量回避能够唤起关于创伤性事件或与其高度有关的痛苦记忆、思想或感觉的外部提示（人、地点、对话、活动、物体、情景）。

（四）与创伤性事件有关的认知和心境方面的负性改变，在创伤性事件发生后开始或加重，具有以下 2 项（或更多）情况：

1. 无法记住创伤性事件的某个重要方面（通常是由于分离性遗忘症，而不是诸如脑损伤、酒精、毒品等其他因素所致）。

2. 对自己、他人或世界持续性放大的负性信念和预期

（例如，“我很坏”“没有人可以信任”“世界是绝对危险的”“我的整个神经系统永久性地毁坏了”）。

3. 由于对创伤性事件的原因或结果持续性的认知歪曲，导致个体责备自己或他人。

4. 持续性的负性情绪状态（例如，害怕、恐惧、愤怒、内疚、羞愧）。

5. 显著地减少对重要活动的兴趣或参与。

6. 与他人脱离或疏远的感觉。

7. 持续地不能体验到正性情绪（例如，不能体验快乐、满足或爱的感觉）。

（五）与创伤性事件有关的警觉或反应性有显著的改变，在创伤性事件发生后开始或加重，具有以下 2 项（或更多）情况：

1. 激惹的行为和愤怒的爆发（在很少或没有挑衅的情况下），典型表现为对人或物体的言语或身体攻击。

2. 不计后果或自我毁灭的行为。

3. 过度警觉。

4. 过分的惊跳反应。

5. 注意力有问题。

6. 睡眠障碍（例如，难以入睡或难以保持睡眠或休息不充分的睡眠）。

（六）这种障碍的持续时间（诊断标准 B、C、D、E）超过 1 个月。

（七）这种障碍引起临床上明显的痛苦，或导致社交、职业或其他重要功能方面的损害。

（八）这种障碍不能归因于某种物质（例如，药物、酒精）的生理效应或其他躯体疾病。

标注是否是：

伴分离症状：个体的症状符合创伤后应激障碍的诊断标

准：此外，作为对应激源的反应，个体经历了持续性或反复的下列症状之一：

1. 人格解体　持续地或反复地体验到自己的精神过程或躯体脱离感，似乎自己是一个旁观者（例如，感觉自己在梦中；感觉自我或身体的非现实感或感觉时间过得非常慢）；

2. 现实解体　持续地或反复地体验到环境的不真实感（例如，个体感觉周围的世界是虚幻的、梦幻般的、遥远的或扭曲的）；

注：使用这一亚型，其分离症状不能归因于某种物质的生理效应（例如，一过性黑矇，酒精中毒的行为）或其他躯体疾病（例如，复杂部分性癫痫）。

伴延迟性表达：如果直到事件后至少 6 个月才符合全部诊断标准（尽管有一些症状的发生和表达可能是立即的）。

三、治　疗

1. 心理治疗　各种形式的心理治疗在 PTSD 都有应用的报告。对于急性 PTSD 主要采用危机干预的原则与技术，侧重于提供支持，帮助患者接受所面临的不幸与自身的反应，鼓励患者面对事件，表达、宣泄与创伤性事件相伴随的情感。治疗者要帮助患者认识其所具有的应对资源，并同时学习新的应对方式。治疗中不仅要注意 PTSD 的症状，还要识别与处理好其他并存的情绪。如：相当比例创伤性事件的幸存者有强烈的内疚与自责，及时治疗对良好的预后具有重要意义。

慢性和迟发性 PTSD 治疗中除采用特殊的心理治疗技术外，为患者及其亲友提供有关 PTSD 及其治疗的知识也很重要，还需要注意动员患者家属及其他社会关系的力量，强化社会支持。

2. 药物治疗　各类抗抑郁剂的报告最为多见，除改善睡眠、抑郁焦虑症状外，抗抑郁剂能减轻闯入性回忆和回避症状。在应用抗抑郁剂治疗 PTSD 时剂量与疗程同抗抑郁治疗，治疗时间和剂量都应充分。

3. 心理治疗合并药物治疗　PTSD 的首选治疗尚无一致意见，比较肯定的是心理治疗合并药物治疗的效果更佳。PTSD 患者往往感到外部世界不安全、不可预测、无从把握，因此稳固的治疗关系在 PTSD 中格外重要。如果心理治疗者考虑在治疗中合并用药，最好在治疗的计划阶段就与患者讨论有关问题。

第五节　适应障碍

适应障碍是一种短期的和轻度的烦恼状态及情绪失调，影响到社会功能，但不出现精神病性症状。本病的发生是对某一明显的处境变化或应激性生活事件所表现的不适反应，诸如更换新的工作、考入大学、移居国外、离退休后或患严重躯体疾病引起的生活适应障碍。

引起适应性障碍的应激源可以是一个也可以是多个；可以是突然而来的，也可以是较慢的。应急源的严重程度不能预测，适应性障碍的严重程度，还要看应激源的性质、持续时间的长短、可逆性、处境和个体性格特征等方面的情况。患者病前个性心理特征起着不可忽视的作用。个体不同的脆弱性部分可能与既往生活经验有关。所以适应性障碍发生与否，要同时权衡应激原强度和个性心理特征两方面的因素。

一、临床表现

适应性障碍发病都在应激性事件发生后一到三个月之内，患者临床症状变化较大，以情绪和行为异常为主。常见焦虑不安、烦恼、抑郁心境、胆小害怕、注意力难以集中、惶惑不知所措和易激惹等。还可伴有心慌，震颤等躯体症状。同时可出现适应不良的行为而影响到日常活动。患者可感到有惹人注意的适应不良行为或暴力冲动行为出现的倾向，但事实上很少发生，有时患者发生酒和药物滥用。患者临床相可有占优势的症状群，也可以混合症状群出现。例如：

1. 焦虑性适应性障碍　以神经过敏、心烦、心悸、紧张不安、激越等为主要症状。

2. 抑郁心境的适应性障碍　这是在成年人较常见的适应性障碍，临床表现以明显的抑郁心境为主，可见眼泪汪汪、无望感、沮丧等症状，但比重度抑郁为轻。

3. 品行异常的适应性障碍　品行异常的表现有对他人权利的侵犯，不履行法律责任，违反社会公德，常见的例子如逃学、毁坏公物、乱开汽车、打架和饮酒过量等。这类病例多见于青少年。

4. 情绪和品行混合的适应性障碍。临床表现既有情绪异常也有品行障碍的表现。诊断时要慎重。

5. 混合型情绪表现的适应障碍。表现为抑郁和焦虑心境及其他情绪异常的综合症状。从症状的严重程度来看，比重度抑郁和焦虑症为轻。

6. 未分型的适应性障碍　这是不典型的适应性障碍，如表现为社会退缩而不伴有焦虑和抑郁心境；如有躯体主诉，包括头痛、疲乏、胃肠道不适等症状，既不找医生诊断也不顺从治疗；还有的表现为突然难以进行日常工作甚至不能学习，而患者并无焦虑和抑郁情绪，亦无恐怖症状。

二、诊　断

不少精神障碍都可能有应激诱因，所以不能视应激的存在为诊断依据。DSM-V 关于适应障碍的诊断标准：

1. 在可确定的应激源出现的 3 个月内，对应激源出现情绪的反应或行为的变化。

2. 这些症状或行为具有显著的临床意义，具有以下1项或2项情况：

（1）即使考虑到可能影响症状严重度和表现的外在环境和文化因素，个体显著的痛苦与应激源的严重程度或强度也是不成比例的。

（2）社交、职业或其他重要功能方面的明显损害。

（3）这种与应激相关的症状不符合其他精神障碍的诊断标准，且不仅是先前存在的某种精神障碍的加重。

（4）此症状并不代表正常的丧痛。

（5）一旦应激源或其结果终止，这些症状不会持续超过随后的6个月。

三、治　疗

1. 心理治疗　当应激源消失后，而情绪异常仍无明显好转，则需要进行心理治疗。心理治疗除与患者交谈外，更应帮助他们如何解决应激性问题，也可让他们发泄一下情绪，这对改善社会功能有积极作用。对青少年的行为问题，除个别指导外，还要进行家庭治疗，定期进行心理咨询是必要的，给予鼓励，再保证建议和环境重新安排等具有支持治疗的作用。

2. 药物治疗　对情绪异常较明显的患者，为加快症状的缓解，可根据具体病情选用抗焦虑剂和抗抑郁剂，以低剂量、短疗程为宜。在药物治疗的同时，心理治疗应继续进行，特别是对那些恢复较慢的患者，更为有益。

第六节　躯体形式障碍

躯体形式障碍是一类以持久的担心或相信各种躯体症状的优势观念为特征的神经症。包括躯体化障碍、疑病症、躯体形式自主神经紊乱和躯体形式疼痛障碍。其中疑病症的诊断在我国应用较普遍。疑病症即疑病性神经症，主要临床表现是担心或相信自己患有某种严重的身体疾病。

一、临床表现

本病的突出表现是患者对自身的身体状况过分关注，认为自己可能患了某种严重的躯体疾病。主诉与症状只限于某一部位、器官或系统，也可以涉及全身。症状表现的形式多种多样，有的患者对症状的感知极为具体，描述鲜明逼真，表现为定位清楚的病感。有的患者体验到定位不清楚的病感，性质模糊难以言表。只知道自己体虚有病，状态不佳。

疼痛是本病最常见的症状，有一半以上的患者主诉疼痛，常见部位头部、腰部、胸部，有时感觉全身疼痛。其次是躯体症状，可涉及许多不同部位，表现多样，如感到恶心、吞咽困难、反酸、胀气，心悸；有的患者则觉得有体臭或五官不正、身体畸形。虽查无实据，仍要四处求医反复检查。

二、诊　断

CCMD-3 关于疑病症诊断标准如下：是一种以担心或相信患严重躯体疾病的持久性优势观念为主的神经症，患者因为这种症状反复就医，各种医学检查阴性和医生的解释，均不能打消其疑虑。即使患者有时存在某种躯体障碍，也不能解释所诉症状的性质、程度，或患者的痛苦与优势观念，常伴有焦虑或抑郁。对身体畸形（虽然根据不足）的疑虑或优势观念也属本症。本障碍男女均有，无明显家庭特点（与躯体化障碍不同），常为慢性波动性病程。

症状标准

1. 符合神经症的诊断标准；

2. 以疑病症状为主，至少有下列 1 项：

（1）对躯体疾病过分担心，其严重程度与实际情况明显不相称；

（2）对健康状况，如通常出现的生理现象和异常感觉作出疑病性解释，但不是妄想；

（3）牢固的疑病观念，缺乏根据，但不是妄想；

3. 反复就医或要求医学检查，但检查结果阴性和医生的合理解释，均不能打消其疑虑。

严重标准：社会功能受损。

病程标准：符合症状标准至少已 3 个月。

排除标准：排除躯体化障碍、其他神经症性障碍（如焦虑、惊恐障碍或强迫症）、抑郁症、精神分裂症、偏执性精神病。

三、治　疗

药物治疗主要在于解除患者伴发的焦虑与抑郁情绪，可用苯二氮䓬类、SSRIs 以及对症处理的镇痛药、镇静药等。另外，对确实难以治疗的病例可以使用小剂量非典型抗精神病药物。

心理治疗是主要治疗形式，其目的在于让患者逐步了解所患疾病之性质，改变其错误的观念，解除或减轻精神因素的影响，使患者对自己的身体情况与健康状态有一个正确的评估。

第六章

双心疾病行为干预技术

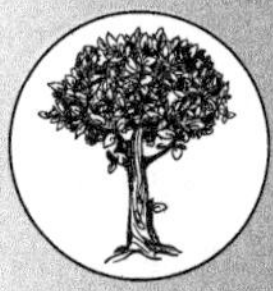

第一节　认知行为治疗

心理治疗的过程就是结合患者存在的问题或面临的困扰，应用心理学的原则与方法，通过语言或非语言因素，帮助来访者做出心理行为方面的改变，减轻或消除不适应行为和症状，恢复或重建其受损的心理功能。心理治疗是一种专业性活动，需要经过培训的专业人员进行。目前认知行为治疗（cognitive behavioral therapy，CBT）是心血管疾病相关心理问题研究最多、且疗效可靠的心理治疗方法。

认知行为治疗产生于二十世纪 60-70 年代。A. T. Beck 和 A. Ellis 在临床实践中逐渐摒弃了精神分析学说创立了自己独特的治疗理论和技术方法，即认知疗法和理性情绪疗法。D. H. Meichenbaum 在实验研究中对所接受的严格的行为训练及观点产生的疑问，并在科学研究及临床实践中不断探索中发展了认知行为矫正法。Beck 的认知疗法，Ellis 的理性情绪疗法和 Meichenbaum 的认知行为矫正法，目前仍是认知治疗学派的三大主要疗法。

认知是一个人对一件事或某对象的认识和看法，包括对自己、对他人的看法以及对环境的认识和对事物的见解等。认知行为治疗认为人的思维对其情感和行为具有决定性作用，因为人的情绪困扰、行为问题和各种心理障碍均与人的认知和认知过程有关。因此认知行为治疗重视人的心理及思维过程在调节情绪及行为中的作用，以改变认知为主的方式来达到消除或减轻各种心理问题及障碍的目的。在改变认知的过程中认知治疗主要是通过下列三种途径：①发现现存的信念与事实之间的矛盾；②改变信念的建构系统；③对认知加工过程中的不合逻辑之处达到领悟。认知行为治疗强调理性的作用，强调要改变认知必须付诸实践，强调要产生真正的改变必须不断地消除旧的不合理的认知的影响，不断巩固新的合理的认知。

Beck 在 20 世纪 60 年代中期将对抑郁及其他一些心理障碍的产生及治疗起作用的认知成分区分出三种水平，即：①自动式思维；②图示或内部假设；③认知的歪曲。

一、自动式思维

自动式思维是介于外部世界与个体对事件的不良情绪与行为反应之间的那些思想。大多数患者并不能意识到这些思想的存在，因为他们对这些思想是如此的习惯，这些思想是如此经常自发地产生，导致不专门注意就不会意识到其存在。例如抑郁症患者对他们自身、对自己周围世界、对自己的未来具有极端的负性想法（抑郁的认知三联征），这使得他们常常感到自己毫无价值、内疚和无望（如“我没有用处了”）。对于焦虑症患者而已，这常常存在着面临危险的思想（如“一定会有什么不好的事情要发生”）。由于这些思想存在于认知的表面层次，经过认真思考是能够被患者和治疗者意识到的，因此自动式思维近年来也被研究者界定为前意识水平的产物。

二、图式或内部假设

Beck 认为图式是人们从童年期开始通过生活经验建立起来的一种相对稳定的内部心理模式，它包括个体和世界的许多方面内容，个体可参照这些内部模式对外界事物进行感知、编码、记忆等信息加工活动。作为相对稳定的认知结构，图式既可以是积极的、适应性的，也可以是消极的、失调性的。例如抑郁症患者早年经历所形成的认知模式使他们倾向于过多地采用消极的评价和解释事件的方式，从而构成抑郁的易感倾向，这在抑郁症的发生和发展中起着决定性的作用。

三、认知的歪曲

认知的歪曲将功能失调性图式与自动式思维联系在一起，使个体在面临一定的事件时产生消极的自动思维，这些信息加工过程中所出现的一系列逻辑错误，被称之为认知的歪曲。常见的认知歪曲有：

1. 任意的推断　在缺乏事实根据的情况下武断的做出结论，如“我是不被人喜欢的，今天小王都没和我打招呼”。

2. 选择性概括　仅仅根据个别细节，不考虑其他有关信息，就对整个事件作出结论。

3. 过度泛化　在一件或很小的几件孤立的事件的基础上就得出一般性的规则和结论，并将其应用到其他情景中去。如“今天做的菜孩子不爱吃，我果然是一个糟糕的母亲”。

4. 极端思维　把生活看作是要么全对，要么全错，非黑即白，没有中间色彩。如妻子说“你今天领带不好看”，丈夫的感觉是“她就没有对我满意过”。

5. 夸大或缩小　对某些事物的过分重视或轻视而与实际情况不相符，表现为对客观事件的意义做出歪曲的评价。

6. 个人化　在缺乏相应联系的情况下将外部事件的发生全部都归因于自己的过失与无能。

比如有人因为体检时医生告诉他，心电图有点小问题，平时注意点就行，随后开始关注自己的身体状况，特别是心脏的感觉。逐渐出现胸闷，自己有意识地大口喘气的现象，反复地求医，对此极度恐惧。每次感觉不好时自动思维是“我可能要不行了”，其内部的功能性失调图式或假设为“心脏病一旦发作，人就会死去”。自动思维及图式包含了下面两种认知歪曲：①夸大，将不好的感觉夸大，认为是濒死的信号；②任意的推断，其是否有心脏病还未有定论，而且反复就医过程医生也会说他不会有问题，从最坏的角度考虑，即使真的患了心脏病情况也不会像他想的那样严重。因此该图式是在缺乏事实依据下的任意推断。

四、治疗过程与常用技术方法

1. 治疗过程　认知疗法的治疗过程通常持续十二周左右，治疗师与患者会谈十二至二十次左右，治疗按重点的不同大致分为治疗初期、中期和后期三个阶段。

治疗初期的任务：建立良好的治疗关系，找出和确定患者的问题。良好的治疗关系是治疗成功的基础，真诚温暖、共情理解和接纳的态度对待患者，治疗师与来访者建立相互信任的关系。同时，也要按照认知疗法的理论框架，确定患者的主要问题，并制定针对靶问题的应付策略。

治疗中期的任务：不仅仅要认识消极认知与情绪、行为之间的关系，治疗者还要采取各种技术方法，特别是认知改变方法，帮助患者矫正其消极的自动式思想背后潜在的功能性失调假设，使患者及早掌握和学习新的概念，通过不断的反复练习和应用合理的反应方式，改变那些失调性思想。

治疗后期的任务：治疗工作的重点由注意患者在对待特殊问题所具有的假设（如：我考试失败了）转向为被患者当做普通规律的假设（我就是个失败者，永远不可能成功）上来。认知疗法的目的就是要拮抗这些适应不良的假设，以新的、更为现实的认知系统来代替。随着患者的认知更趋近现实，治疗会谈的次数逐渐减少，在患者症状改善并学会了自己去认识、拮抗其自动思维和适应不良的假设时，治疗即可结束。

2. 常用的技术和方法

（1）识别负性自动思维：自动思维是介于外部发生的事件和个体产生的情绪体验、行为之间的那些想法。大多数患者不能意识到这些想法的存在及其与自己情绪及行为的关系。患者在认知治疗过程中首先要学习识别这些想法，特别是在愤怒、焦虑、抑郁等情绪之前出现的那些思想。治疗者可以采用提问的方法以帮助患者识别自动思维。还可以采用填空的方式引导患者挖掘这些想法。例如事件和情境作为a，所产生的情绪和行为作为c，努力寻找其间的想法b。如果这样做仍不能查出自动思维，可以采用让患者想象当时的情景的方法或采用角色扮演的方式来寻找那些想法。

（2）检验负性自动式思维：治疗者和患者一起把患者的自动思维作为一种假说加以检验。通过对其想法的系统而尖锐的提问使患者重新考察自己的想法的正确性，促使其负性的想法发生改变。在这一过程中向别人提出的问题主要有："这样想有什么证据?""是否有其他可供选择的思路?""如果事情真的像你想象的那样发生了，他是不是有你想象的那么坏?"等等。检验负性自动式思维除了上述认知的方法之外，还可以采用行为的治疗方法，即治疗者与患者一起设计出检验患者的自动思维的治疗作业，让患者在实践中体验其想法是否合乎实际，是否真有道理。

（3）识别功能失调性假设：负性自动思维的产生源于功能失调性假设。因此在治疗中一旦患者能够较熟练的识别和检验其自动思维，治疗的重点就应转向对功能失调性假设的工作上。这些假设虽然是影响患者行为的规则，却不为意识所察觉，因此识别这些假设常常需要采用推论的方法。方法之一是从经常出现的自动思维中查找其主题，同一类负性想法源于相同的假设。方法之二是从自动思维中反应出来的逻辑错误发现功能失调性假设，自动式思维中的逻辑错误常常来源于有关的假设。还可以采用“苏格拉底提问法”反复询问患者如果某一件事情真的发生对患者意味着什么，以此弄清患者的功能失调性假设。

（4）盘诘功能失调性假设：识别功能失调性假设是为使其发生改变，而促使其产生改变应采用盘诘功能失调性假设的方法。这一方法主要从以下几个方面启发并使患者意识到其假设的问题。

1）假设是否符合真实情况，是否是现实可行的？例如学生要求自己每次都考班上第一名是不合理的。

2）假设有哪些不利的方面？例如极端完美主义的假设虽然有可能促使个体去力争成功，但可能激发个体强烈的焦虑反应，并因害怕失败而导致回避行为，这种对不利方面的认识有助于促使患者对假设的重新思考与选择。

3）假设是从何而来？如果假设是童年焦虑与长期生活经验中形成的，通过检验发现其与当前情况不相适应，则可使患者对此假设保持距离，有利于修改假设。

4）有什么可供选择的假设可以更好的替代那些功能失调性假设？功能失调性假设中常可以找出各种认知歪曲的逻辑性错误，并常常包含“必须”“应该”等词。例如“我必须事事成功，否则就一无是处”治疗者可帮助患者认识到这是一种极端思维，可以选择将其改为“我希望事事都能成功，即使不成功我还是我，有优点也有缺点”。

由于功能失调性假设不可能很快改变，需要对其反复进行盘诘，与此同时还应采用各种行为治疗的技术和方法，以便人再去实际行动中，对其假设的不合理之处，也即新的思维的合理之处有所体验，例如设计切合实际的方法使患者在其生活中，对假设进行验证等。

（5）认知的家庭作业：认知的家庭作业对于帮助患者产

生认知性改变是一种非常有效的方法。第一种方法是可以让患者写出所有导致其不愉快情绪产生的消极想法和认知，然后治疗者与患者一起讨论并找出相应的积极的想法和更为现实的认知来取代，把这两种想法和认知分两列写在纸上，经常对照两者的不同并学习认识和改变自己的负性认知。第二种方法是认知作业表，要求患者每天记录并监察自己的自动思维及情绪表现，并采取百分制方法对自动思维和情绪的程度进行积分，通过逐日记录和监察，使负性的自动思维逐步减少，情绪逐步得到改善。认知作业表除了可以进行记录和监察之外，还可以每月每隔一段时间做定时记录，从中发现情绪变化的规律和有关的影响因素，然后找出适当的应付方法以减轻或消除不良情绪的影响。

五、认知行为治疗在心血管疾病患者中的应用

当患者出现心肌梗死或心力衰竭时会出现一些想法如"我的生命就要结束了"，伴随着悲伤、沮丧、焦虑等情绪反应。当遇到巨大困难（如被诊断心衰）的时候，无论谁都可能会开始思考自己的处境和未来怎样。个体有可能因患病对自身和将来的整体评价完全消极，这是认知治疗的目标人群。由于消极悲观的情绪笼罩在整个生活中，导致生活兴趣丧失、动力下降，并可能伴随躯体不适的症状加重而紧张不安甚至悲观厌世。如果一个人坚信心脏病的所有人都会死得很快，那他一旦被诊断为心脏病就会用这种固定的观念（图式和核心信念）解释发生在身边的所有事情。因此会出现针对他自己、他的未来以及整个世界的非常消极的想法，如果他将这些观念改变为更积极和乐观的如"许多心脏病患者依旧拥有很好的生活质量"，他的悲观沮丧就要好很多。

认知治疗的基础就是认知重建，使这些想法转变为更现实

和可接受。除了认知重建外，其他技术也可以在开始阶段帮助患者改善焦虑抑郁情绪。行为激活：安排每周每天的活动日程，帮助患者恢复原有的已经停下来的活动并开始新的活动，要求患者记录活动情况和在活动中获得的乐趣，通过这一过程，患者将得到正性反馈，然后安排更多的活动得到更多的乐趣。解决问题的技巧：帮助患者面对使他难以应对和抉择的困难。正性自我评价：帮助患者提高自尊心。转移和集中：帮助患者在遇到明显的情绪变化时转移注意力，训练集中精力做事情的能力。放松技术：交给患者放松的方法如想象轻松愉悦的场景，肢体放松等，可以帮助患者减少紧张情绪。

心力衰竭患者常伴抑郁焦虑情绪，其综合性治疗方法包括：

1. 行为激活　行为激活就是通过适当增加活动减少隔离。伴有抑郁的心力衰竭患者活动明显减少，这样会增加患者与环境的隔离，减少与他人接触，造成生活乐趣更加下降，形成一种恶性循环。行为激活首先是鼓励患者建立新的生活格局，帮助患者建立结构化生活时间表。其中包括：日常生活活动，如洗漱、进餐等；外出活动，与短时外出甚至出游、购物等；体验活动，如读书、冥想等；社会活动，如与朋友家人聚餐等。具体计划的建立应与患者商量，以激发其兴趣和乐趣为出发点，充分征求家属和患者朋友意见。

2. 提高患者的自主行为　心力衰竭患者因为心功能的限制被告知要降低活动量，虽然这是为患者健康着想，但可能造成患者心理压力并使其活动过分减少，甚至不敢有任何活动，变得完全依赖家人。因此要注意提高患者的独立意识，患者可做一点力所能及的家务活，安排医院就诊等，这样会增加患者的独立性，增加其价值感，改善抑郁情绪。

3. 选择积极健康的行为方式　许多患者错误地认为运动对心力衰竭患者来说根本不可能，实际上适当的运动可以改善心力衰竭的预后而且对抑郁症的治疗也有帮助。饮食对生活也很重要，心力衰竭有钠摄入的限制，低钠饮食常使患者感觉食之无味，家庭成员可以与患者一道研究如何在注重饮食健康的同时改善饮食品质。

4. 改变不适应的自动思维　自动思维影响着患者的情绪体验，在心力衰竭患者中有些想法非常常见，如我病了我不能再工作了，我没用了，我是家庭的负担，我的生命即将结束，生活没有了乐趣等等。认知治疗的目的就是帮助他识别这些自动思维，并去验证和挑战这些不适应的想法。例如心力衰竭患者想“我不能吃我想吃的生活没有了乐趣”，可以有一些合理的想法挑战这一想法，“虽然我不能吃这种东西，但还有其他美味的东西是我可以吃的”。

5. 重建角色定位　心力衰竭时患者不能再承担原来在家庭和社会中所承担的工作和责任，这种情况下也很容易陷入狭窄的范围内考虑自己的价值，使患者非常沮丧导致抑郁。需要帮助患者思考新的角色定位，从家庭、社会网络中进行角色选择，重新找回自己的价值。

6. 应对技能训练　应对是控制和减少应急事件造成的情绪困扰所采取的一系列动态措施。应激会造成心理和生理功能改变，取得应对技能，也对生活事件的影响，起着举足轻重的作用。比如患者可以加入支持性团体或小组，寻求朋友或家人的帮助等。

第二节　动机访谈技术

动机访谈（Motivational interviewing，MI）是由 Miller 和 Rollnick 在上世纪 90 年代初根据治疗酒精依赖患者的经验建立起来的一种以来访者为中心的访谈技术，目的是通过简洁的心理治疗干预，增加成瘾性疾病患者主动自觉地改变危险行为的可能。动机访谈被定义为“一种直接的，以患者为中心的人际沟通指导方法”，通过帮助患者发现并克服其自身矛盾心理，从而引发患者产生行为上的转变。由于咨询的过程中，咨询者主要通过挖掘和妥善处理来访者行为改变过程中的矛盾情感，进而达到增强来访者行为改变的内在动机，故被称为动机访谈。目前动机访谈在西方国家已得到比较广泛的应用，成为行为改变的主要技术之一。

动机访谈理论强调行为改变是一个连续和渐进的过程，这一过程可以分为前意向阶段、意向阶段、准备阶段、行动阶段和维持阶段 5 个阶段，不同阶段个体对自身行为改变的心理活动亦不相同，为此，咨询中应当根据不同阶段的特点采取不同的咨询策略。根据上述理论，动机访谈整个访谈过程大致被分为两个阶段，第一阶段指向行为改变的前意向与意向阶段，主要是帮助来访者增强行为改变的内在动机；第二阶段则指向行为改变的后面 3 个阶段，即决策阶段、行动阶段、维持阶段和复发，重点在于巩固来访者对行为改变的承诺以及制订并履行行为改变计划。动机访谈强调运用共情和扩大认知失调来激发来访者行为改变内在动机。当来访者开始进入行为改变准备阶段后，能否做出有效的改变尝试是动机访谈的关键。为了巩固来访者对行为改变的承诺以及制订并履行行为改变计划，动机访谈强调提高来访者对行为改变的效能是咨询的重点。因此，根据班杜拉的自我效能理论，动机访谈着重通过各种效能增强策略来增强来访者的效能信念。

虽然动机访谈没有提出更多新的咨询理念和行为改变理论，但它却将当代不少应用心理学的研究成果有机地整合在一起，这是其积极意义所在。当前，无论是罗杰斯的人本主义理论，还是詹姆斯 · 普洛查斯卡和卡罗 · 迪克莱门特的行为分阶段转变理论，乃至班杜拉的自我效能理论，都已被大量的研究和实践证明是指导临床和社区行为干预十分有效的理论，这也保证了动机访谈的有效性，并提高了这一访谈技术的应用价值。目前动机访谈的戒烟干预效果在欧美国家成效显著。

一、动机访谈的咨询原则

在行为改变的过程中，来访者经常处在一种改变与不改变的矛盾情感中，这也是行为改变意向阶段的主要心理特点，为此，采取相应的访谈策略，避免访谈过程陷入说教而导致遭遇阻抗是整个动机访谈咨询的关键。为此，Miller 和 Rollnick 强调了在运用动机访谈时应遵循的 4 个核心原则：

（一）表达共情

罗杰斯以来访者为中心的人本主义观点是动机访谈最基本的咨询原则之一。罗杰斯曾指出，对于有效的行为改变而言，来访者自身才是真正专家。在动机访谈中，共情被定义为“咨询者准确反馈来访者意图的能力”，具体而言，医生或咨询师在访谈中的基本态度应当是通过有技巧的反馈式倾听，接受和认可来访者的矛盾冲突心理，在接受来访者的基础上推动其作出行为改变。

（二）发展差异

基于认知失调理论，在动机访谈实施过程中强调发展差异的主要目标是探索和扩大来访者目前自身不良行为和所追求的价值信念之间存在的认知差异，从而促进来访者考虑行为改变的可能性。在这一过程中，动机访谈很重要的一点是医生或咨询师帮助来访者理解自己的短期和长期目标，一旦来访者深刻地领悟了自己追求的价值信念与现有问题行为之间的矛盾，便有可能从矛盾冲突体验中摆脱出来，进而做出正确的改变决策。

（三）处理阻抗

与传统的理解不同，动机访谈中出现阻抗并不意味着来访者反对改变；相反，阻抗是一个来访者对行为改变持有不同看法的信号。倘若发生阻抗，医生或咨询师要避免和来访者对行为改变进行争论。合适的咨询原则是邀请来访者一同探讨新的可能和解决问题的办法，从而使来访者能够自己发现答案和问题解决办法，而不是由医生或咨询师将问题解决办法强加给来访者，这样并不能促进来访者的转变。

（四）维持自我效能

班杜拉的自我效能理论指出，个体对自我效能的感知水平是行为能够成功改变的一个重要因素。为此，维持来访者的自我效能是很重要的一个咨询策略，在动机访谈的实施过程中则需要始终强调由来访者本人而不是由医生或咨询师来选择和履行改变行为的计划。例如，在咨询过程中，医生或咨询师不应对来访者提出诸如“你应当这样做”一类的要求，恰当的表述是“如果你想这样做，我可以提供帮助”。此外，在访谈中，运用来访者过去的成功经验来鼓励他们也是维持来访者自我效能的有效策略之一。

除了上述咨询原则外，开放式提问、反馈式倾听、及时确认、阶段性小结以及引导自我动机性陈述这5种基本咨询技能是动机访谈实施过程中，特别是首次咨询中经常使用的技术。Miller和Rollnick特别指出，尽管上述5种技术中的前4种源于罗杰斯的人本主义咨询方法，但在动机访谈中使用这些技术有更为明确的目标，即在于更好地帮助来访者挖掘他们矛盾情感和澄清改变的原因；而另一种技术则是动机访谈所特有的，即引导来访者自我表达行为改变的愿望，从而促进来访者进入行为改变的准备阶段或行动阶段。

二、动机访谈的临床应用

近年来随着对个体健康行为关注程度的提高，如何有效地帮助个体转变不良行为成为维护健康的关键。动机访谈既具有可靠的理论基础，又具有操作性，因而在发达国家已得到了临床工作者和有关领域研究者的广泛关注并被广泛应用。根据临床中不同使用者所处的不同咨询环境，如急诊室的医护人员、医生、护士以及专业咨询人员，动机访谈出现了多种不同的操作模式，但都保持了简短式的访谈模式。国外目前常见的动机访谈咨询模式为30分钟，更简短的则将每次谈话时间限制在10分钟甚至5分钟。除了面对面咨询外，动机访谈也在电话咨询中得到了比较广泛的应用。动机访谈的简短模式符合人们对简短心理治疗的需求，这也在一定程度体现了动机访谈的优越性。大量的实践表明：对于酒精、海洛因、可卡因、大麻等一些物质依赖患者，采用动机访谈这一技术具有良好的行为干预效果。下面以心血管疾病患者经常遇到的不良嗜好吸烟为例，通过引导患者如何戒烟来探讨学习并掌握动机性访谈技术的方法与技巧。

（一）与患者建立征询商议的关系

吸烟的患者初次到门诊进行评估时，医疗人员应首先建立征询商议的关系。目的在于使患者了解医疗人员和患者本身所处的角色。建立关系过程中，首先应进行自我介绍，向患者说明访谈所需要的时间、本次访谈的目的、访谈的大致形式，还需说明访谈过程中患者需注意的一些细节。让患者感觉医生是可信的，好的关系的建立是戒烟成功的一半。

技巧示范："李先生您好，我是戒烟门诊的王大夫。我们今天下午有大约半个多小时的时间。我想在这段时间里，了解您来我们门诊就诊的原因。可能大部分的时间我都会听您来说，这样，我就可以详细了解您对戒烟的看法，还有您关心的问题。当然，您有任何疑问也可以问我。"

（二）评估戒烟行为的改变阶段

在正式进行动机访谈干预前，应先判断患者行为改变所处阶段（前意向阶段、意向阶段、决策阶段、行动阶段、维持阶段和复发）。判断原则：前意向阶段（没有考虑过戒烟）；

意向阶段（考虑未来半年内开始戒烟）；决策阶段（考虑未来一个月内开始戒烟）；行动阶段（正在戒烟）；维持阶段（戒烟持续了一定时间）；复发（维持戒烟终止，又开始吸烟）。

处在不同阶段，患者对自身行为改变的心理活动也不相同。因此应评估患者所处的行为改变阶段，根据不同阶段的特点，采取不同策略进行干预。

技巧示范："在跟您聊的同时，我也会向您了解一些您的基本情况。比如，您有没有考虑过戒烟?""如果您考虑过戒烟，那大概什么时候会准备开始戒烟呢?"

（三）建立戒烟动机

需要建立戒烟动机的对象，主要是针对尚处在前意向阶段（没有考虑过戒烟）和意向阶段（考虑未来半年内开始戒烟）的患者进行。在这个阶段，吸烟者主要面对的是戒与不戒的矛盾情感及对戒烟过程中对困难阻力的预期，如：戒断症状、体重增加、社交困惑、担忧情绪改变时无烟陪伴等。在这个阶段干预的目的，主要是帮助其建立改变的动机，协助患者探索内心的矛盾，寻找并表达需要做出改变的理由。这是推动动机访谈的关键步骤。这一时期主要应用戒烟促进5R咨询：

（1）相关（relevance）：要尽量帮助吸烟者认识戒烟与个人密切相关。如果能结合吸烟者的患病状态、患病危险性、家庭或社会情况（如家里有小孩）、健康问题、年龄、性别及其他重要问题（如以往的戒烟经验、个人造成的戒烟障碍等），效果会更好。

（2）风险（risks）：应让吸烟者知道吸烟对其本人可能造成的短期和长期的负面影响以及吸烟的环境危害。可以提醒并强调与吸烟者本人具体情况相关的风险，并着重强调吸低焦油、低尼古丁的卷烟或其他形式的烟草（如无烟的烟草、雪茄和烟斗）并不能减少这些风险。

（3）益处（rewards）：应当让吸烟者认识戒烟的潜在益

处，并强调那些与吸烟者最可能相关的益处，如促进健康、增加食欲、改善体味、节约金钱、良好的自我感觉、呼吸更清新、为孩子树立榜样、养育更健康孩子、减少皮肤皱纹或皮肤老化等。

（4）障碍（roadblocks）：医生应告知吸烟者在戒烟过程中可能遇到的障碍和挫折，并告知他们如何处理。

（5）重复（repetition）：每当遇到不愿意戒烟者，都应重复上述干预措施。对于曾经的戒烟失败者，要告知他们大多数人都是在经历过多次戒烟尝试后才能成功。

实施原则：首先提出开放式问题。然后根据患者做出的反应，精炼改善做出回应式倾听。在访谈过程中给予患者强化的肯定。做出收尾的摘要，让患者强化其所说内容的印象，彰显其矛盾心态，以及表明实施访谈的人员有留心患者所说的话。最后，协助患者表达戒烟动机意图，从而进一步推动患者做出戒烟行动的决定。

1. 提出开放式问题　开放式的问题可以使患者表达关于行为改变的观点和感受，也给医生机会获得更多信息，用来创造接下来反馈式倾听的机会。技巧示范："您为什么来到这里，有什么原因，或是有什么样的问题呢?""我们想了解一下您对戒烟有什么样的看法?"

由于开放式问题有时会比较宽泛模糊，患者会不知如何回答。这时医生可以进一步将问题具体化来引导患者回答相关问题。必要时可以以开放式问题和封闭式问题相结合方式进行。

2. 精炼改善回应式倾听　此项技巧是动机性访谈中最重要和具有挑战性的技巧之一。需要医生有良好的洞察力和思考能力。采取回应式倾听的目的，是为了降低患者抵抗情绪，鼓励其行为改变。医生可根据实际情况和经验，决定反馈哪些信息或忽视哪些信息。患者通常处于矛盾冲突的状态，医生可以询问戒烟相关事情的正反两面（即吸烟的好处与坏处；戒烟的好处与坏处)，使其正反思考，探讨利弊。医生应以不评判的态度让患者表达其感受和想法，并将患者陈述的内容反馈给患者。

技巧示范："对您吸烟的情况，咱们谈一下，对于吸烟，您喜欢的是什么？不喜欢的又是什么呢?""对于吸烟，您有哪些担心呢?""对于戒烟，您觉得会对您有什么好处?""戒烟给您带来什么样不好的感觉?"

3. 给予强化的肯定　访谈过程中，应给予患者肯定和支持。对患者的强项，所做的努力和所取得的进步给予称赞和鼓励。真诚的肯定可以帮助医生和患者建立良好的关系，同时强化患者的努力，提高自我效能。但应避免肯定过度，让患者感到自己被医生刻意地保护或被评论。可以侧重描述事情本身，而不是对事情进行评头论足。

技巧示范："您今天能来到我们这儿，向我们来咨询关于戒烟的事情，是一件的很了不起的事情，您已经跨出重要的一步了。"交流中尽量避免使用"我觉得您""我认为您"等字眼，避免给患者留下被评判的感觉。

4. 做摘要　做出收尾的摘要，使患者对其所说内容有所强化，彰显矛盾心态。同时也可表明实施访谈者有留心患者所说。

技巧示范："咱们来对今天的这次会谈做一个小的总结。这样就可以知道咱们目前进行的程度。总结过程中，如果我有漏掉了哪些重点，请麻烦您告诉我。""您今天来我们社区中心，是因为您喉咙有些发炎。您平时有吸烟，吸烟可能加重了您喉咙的不适，家里面有些担心您这个吸烟的问题。您不希望家人太过担心您，也非常不希望吸烟影响您孙子的健康。但另一方面，您不认为自己目前有必要戒烟，毕竟是几十年的一个习惯。您认为您目前身体状况比较良好，每天吸吸烟可以让您身体放松，心情愉悦。因此关于这方面，您会觉得很困惑。"

5. 协助患者表达戒烟动机意图　协助患者亲自表达愿意改变吸烟行为的意图，即亲自说出有意愿改变吸烟行为的言语，从而在侧面帮助患者做出戒烟行动的决定。对于患者戒烟动机意图的表达，主要包括 4 个方面。首先，问题的感知面（“吸烟这件事可能真的会影响到我的健康”）；第二，问题的情感面（“我真的很担心没办法成功戒烟”）；第三，行动的企图（“其他人是如何克服烟瘾的困扰”）；第四，自我效能感（“我认为我有信心可以成功地戒烟”）。

（1）关键问题直接提问。通过直接的开放式提问的方式，探索患者的认知，与患者所关心的问题。同时引发改变谈话，评估患者改变行为的准备程度。

技巧示范：“您为什么会关心戒烟这件事?”“您为什么觉得自己需要改变呢?”“对于戒烟的行为改变，您担心哪些事情?”“您希望的理想状况是什么样的?”

（2）正反考虑，探讨利弊。通过对吸烟的好处、坏处，戒烟的好处、坏处的正反考虑，让患者能理清其自相矛盾的两面说法，看清问题的全貌。同时，加强与其探讨负面的影响，引起患者对该问题的关注，从而进一步增强其改变的动机。

技巧示范：“您一方面不太愿意戒烟，因为吸烟可以让您放松，心情愉悦。但另一方面，吸烟确实给您的喉咙带来了不适，您会经常痰多、咳嗽，而且不容易痊愈。”

（3）扩大说明。当对话讨论到关于戒烟动机方面的话题，应让患者从多方面来阐述该话题。医务人员应强调谈论的主题，从而使患者表达出戒烟的动机意图。

技巧示范：

患者：其实我爱人不喜欢我抽烟。

医生：我们可以多聊聊这点。

患者：我每次抽烟，我爱人就把我轰到阳台去，但有时候烟味儿还是会飘进屋子。她就跟我抱怨。

医生：屋子里面和您身上有烟味儿，会有什么影响呢？

患者：当然有影响，我身上有烟味儿，小孙子都不让我抱他，有时候家里人也咳嗽。

医生：看来您这个吸烟的问题也影响到了您家人的健康。您有什么样的打算呢？

患者：能少抽点就少抽点，尽量避开他们。当然，能戒掉是最好啦。

（4）假设极端。引导患者表达戒烟动机，适当时候可以采取假设极端的方式。比如，让患者描述如果继续吸烟可能发生的患者不愿意看到的情况，或是想象吸烟带来的最坏后果。

（5）鼓励具体化，探讨重要性。请患者举例其在行为改变方面或其他人生经历中所取得的成功，使其增强信心。探讨行为改变的重要性和成功改变行为的信心。

（6）往回看，向前看，前后比较。请患者描述没有吸烟时候的情况，并与现在做比较；帮助患者设想不吸烟的将来，描述戒烟之后健康、生活和工作等各个方面的情况改变。

（7）探索目标和价值。与患者讨论对患者重要的事情和其个人的目标。将吸烟行为与患者的目标和价值结合进行讨论。重点讨论患者目前的行为与其目标和价值取向是否一致。

（四）发展戒烟治疗计划

发展戒烟治疗计划的对象，主要是针对处在决策阶段（考虑未来1个月内开始戒烟）的患者进行。当患者进入这个时期时，仍然缺乏实际行动的决心或承诺。因此对这个阶段的患者，应采取不同的策略，增强其行为改变的承诺，坚定其戒烟的信息，最终进入戒烟的行动阶段。

1. 摘要重述，过渡性总结　在摘要重述前，先告知患者你需要把之前讨论的内容做摘要重述，为下一步的干预工作做准备。做重述和总结时，可考虑以下几项技巧。

（1）总结患者对吸烟的感知。此阶段患者已对吸烟行为有所感知，例如，认识到“吸烟这件事会影响到我的健康”或“吸烟会形象到我家人的健康”等。对这些感知进行总结。

（2）识别患者自我动机。识别患者对自我动机的描述，为采取接下来策略，增强其做出戒烟改变的承诺。

（3）正反考虑，探讨利弊。与患者讨论吸烟的好处、坏处；戒烟的难处和收益，分析危险因素和后果。

（4）反馈和专业建议。对患者当前行为的需求，渴望和计划进行反馈，并提供专业建议，支持患者做出改变行为的动机和承诺。

（5）鼓励进一步行动。鼓励患者采取下一步行动，最终进入戒烟的行动阶段。

2. 提出开放式关键问题　医生提出开放式关系问题，询问患者下一步如何来做，并对患者的答案给予回应，鼓励其进一步探索。技巧示范：“您觉得您下一步会怎么做？”“您会选择怎么做？有哪些选择？”

3. 提出建议和信息　当患者主动提出需要相关信息或建议时，可提供多样化的信息和建议，供其选择。医生可以以非个人的语气提供建议，让患者自行判断是否符合自己的情况。

技巧示范：“我可以给您一些建议，虽然这些建议对您不一定有用，但是他对某些和您情况差不多的人是有帮助的。”“我告诉您一些可能的方法，您可以自己选择适合您自己的方法。”

4. 共同商讨治疗计划　和患者共同商讨出治疗的计划，帮助患者行程改变的计划。整个计划的产生是商量和妥协的过程。

（1）确定可实现的目标。这个目标应该是患者自己的，而不是医生的。即目标的设定必须邀请患者思考采取此行动方案可能带来的后果，再由患者自己考虑目标的设定。

技巧示范：“如果您目前完成您的目标，停止吸烟的话，对您可能会有什么影响?”

（2）关注患者目标需求和希望，探讨多种方法。目标明确后，可与患者探讨多种方法，指导患者选择可行的方法，达成目标。同时关注患者目标的需求和希望，可能面对的问题和困难，同时讨论什么都不做的后果。

（3）完成戒烟计划。需要达成一个计划，与患者共同做好计划，并将该机会写下来。例如“患者需要改变的重要原因”“改变时的主要目标”“要达到目标需要做的事情”。需要做的事，应包括具体的行动计划，开始执行的时间，可以协助完成计划的人或方法。

（五）建立戒烟行动，维持戒烟成果和处理复发

建立患者把自己当作非吸烟人士的身份认同，维持其戒烟成果，预防复发。患者如能够继续维持戒烟行为，可进入动机性访谈的“维持戒烟成果”阶段。否则，进入“处理复发”阶段。在维持戒烟成果方面，访谈技巧在于对患者持续戒烟的行为表示肯定，协助患者认同自己由吸烟人士转变成非吸烟人士的身份转换。当患者再度面对诱惑或压力，可能会为再次吸烟寻找理由。这个时候，应与患者讨论可能复吸的相关话题，为预防吸烟行为的复发做准备。在处理复发方面，当患者有了复吸的行为，医生主要与患者讨论戒烟失败的原因，帮助其解决戒烟中遇到的障碍。如果患者希望再度尝试戒烟，可尝试重新回到“发展戒烟治疗计划”阶段。

（六）总结

戒烟动机性访谈技能的掌握，对社区卫生服务技术人员预防为主，防治结合的工作具有重要意义。今后全科医学或其他临床教学培训中，为使学员熟练掌握动机性访谈技术，除了理论和实施策略的学习，还应整合各种培训技巧，例如角色扮演，典型案例的录像回顾，标准化患者引导下的演练等方式进行。

第三节　双心疾病的生活方式治疗

双心疾病与生活方式密切相关，除药物及心理治疗等方法外，生活方式治疗也是改善疾病预后的一种非常重要手段。许多循证医学试验已经证明，健康的生活方式可以有效预防心血管事件的发生，是防治双心疾病最基本和首要的措施，不仅简单、安全、经济，更是其他一切治疗的基础。

一、科学运动

大量研究证明运动在改善心脏病患者生存率的同时，还能够改善患者的焦虑、抑郁症状。通过有效强度的运动刺激，可改善血管内皮功能；促进抗炎；可延缓动脉硬化、稳定冠状动脉斑块，促进侧支循环建立；可延缓心肌纤维化，减少心肌重构，改善心功能；降低血液黏稠度，降低血小板聚集，降低血栓的风险；降低潜在的致命性心律失常风险、降低猝死风险。运动通过神经内分泌系统的调节，降低交感神经张力，降低血浆儿茶酚胺水平。有氧代谢运动可帮助人们整理心情，改善心理状态，增加应对生活中各种压力的能力。但双心疾病运动应遵循科学、安全、有效的原则，根据患者的具体情况和爱好，制定合理的运动形式、运动强度、运动时间、运动频率。

1. 运动形式　主要包括有氧运动和抗阻运动、柔韧性运动、神经肌肉训练。有氧运动是指以有氧供能为主的运动，如步行、慢跑、游泳、骑车、舞蹈、某些球类等一些中低强度但能持续时间较长的运动项目。步行是心脏康复中最简单，也是应用最广泛的运动类型。抗阻运动可明显提高肌肉力量和耐力，包括克服自身体重的运动，如俯卧撑、仰卧起坐、跳皮筋、哑铃、拉力器，弹力带运动等。柔韧性运动保持躯干上部和下部、颈部和臀部的灵活性和柔韧性，使关节活动维持在应有的范围，保持骨骼肌的最佳功能，可提高双心疾病患者的日常生活活动能力，以维持其独立生活能力。

双心疾病的运动形式以有氧运动为主，有氧运动是最理想的消除紧张、控制血压、降低血糖血脂、改善心肌缺血及心功能的运动方式。有氧运动是基础，抗阻运动和柔韧性运动等是补充，在具体运动项目选择上我们一般根据患者的个人喜好、身体情况以及病情评估来决定。

2. 运动强度　常用的确定运动强度的方法需心电图负荷试验或心肺运动负荷试验获得相关参数，如果没有条件接受运动负荷时，可以按目标心率估测。目标心率=（220-年龄）×运动强度，其中220-年龄为年龄推测的最大心率。建议患者开始运动从50%的最大心率开始运动，运动强度逐渐达到80%的最大心率，还要根据患者运动的反应及病情变化调整。运动时没有呼吸不畅，有少许出汗，能和周围人进行正常语言交流为适宜的运动强度。

3. 运动时间及频率　心脏病患者的最佳运动时间为30~60分钟/天。对于刚发生心血管事件的患者，从10~15分钟/天开始，逐渐增加运动时间，最终达到30~60分钟/天的运动时间。一般建议患者每周进行3~5天，每次30~60分钟中等强度有氧锻炼，抗阻运动、柔韧性运动每周2~3天，辅以日常活动如散步、家务、购物等。

4. 运动中注意事项　建议高危患者在有心电和血压监护条件下运动。每次运动前后给予柔韧性运动方式进行热身放松，有助于预防运动损伤。指导患者了解自己在运动过程中身体的警告信号，包括胸部不适或其他类似心绞痛症状，轻度头痛或头晕，心律不齐和气喘等。患者在运动中若出现胸痛、头昏目眩、过度劳累、气短、出汗过多、恶心呕吐以及脉搏不规则等，应马上停止运动。停止运动后上述症状仍持续，特别是停止运动5~6分钟后心率仍增加，应继续观察和处理。如果有感觉到有任何关节和肌肉不寻常的疼痛，可能存在骨骼、肌肉的损伤，也应立即停止运动。在运动后出现疲劳感持续不消失、食欲减退、下肢水肿、持续心率加快时，说明运动量过大或患病，需停止训练，及时找医生查明原因。提醒患者根据环境的变化调整运动水平，比如冷热、湿度和海拔变化。运动前中后要补充水分，以免血液浓缩形成血栓。运动时间应避开心脏事件高峰期，最好在下午或傍晚。饭前饭后不要立即运动，最好 1~2 小时后开始运动。

二、合理饮食

膳食营养是影响心血管病的主要环境因素之一。良好的饮食习惯和合理的营养是保证身体健康、心血管疾病综合防治的重要措施之一。对双心疾病患者合理膳食，不仅可以降低血脂、血压、血糖和体重等心血管疾病的危险因素，而且补充各种营养素，使饮食健康均衡，利于改善患者的情绪状态，是一种经济、简单、无副作用的双心治疗方法。

根据患者的体重和活动量来制定摄入量，控制总能量摄入。通常每天平均膳食的总热量控制在 2000 千卡左右，总能量摄入与身体活动要平衡，以保持健康体重。

限制饱和脂肪酸及胆固醇摄入，增加不饱和脂肪酸的摄入。增加膳食纤维的摄入，适量摄入蛋白质，增加植物蛋白而减少动物蛋白的摄入量。适量摄入碳水化合物，控制钠盐，适当增加钾摄入量，适量饮茶及咖啡。多吃蔬菜水果，建议摄入新鲜蔬菜 300g/d~500g/d 和水果 200g/d~400g/d。改变烹饪习惯，烹调方式以蒸、煮、烩为主，少用油炸油煎，汤以素汤为主。食物多样化，丰富化，粗细搭配，平衡膳食，少量多餐，避免过饱。

三、戒烟限酒

吸烟是心血管疾病的独立危险因素，戒烟可降低心血管疾病发病和死亡风险，其长期获益远高于任何一项其他二级预防措施。不建议任何人出于预防心脏病的目的饮酒，包括少量饮酒，有饮酒习惯者原则上应戒酒或严格控制饮酒量。建议成年男性饮用酒精量≤25g/d（相当于啤酒750ml，或葡萄酒250ml，或高度白酒50g，或38°白酒75g）；成年女性饮用酒精量≤15g/d（相当于啤酒450ml，或葡萄酒150ml或38°白酒50g）。

四、控制体重

体重每增加1%心脏病和糖尿病风险分别增加5%和10%，鼓励患者通过体育运动。降低热量摄入来维持和降低体重，不推荐使用药物。运动是减重的最佳途径并能防止体重反弹，坚持中等强度的运动30~90分钟/天，每周五天以上才能达到减重的目的。

五、情绪管理

情绪与心血管疾病的发生、发展、治疗和预后密切相关，越来越多的临床证据表明心理社会因素、焦虑和抑郁对心血管疾病尤其是高血压、冠心病的影响明显。人体受到不良情绪刺激之后，会释放肾上腺素、去甲肾上腺素和多巴胺，血管就开始收缩，心肌就会出现缺血等情况。另一方面，除了血管收缩还可以造成血管内斑块不稳定、激活血小板膜上的α_2肾上腺受体致血小板聚集，形成血栓。神经内分泌失调，交感神经过度兴奋，血压不稳定，血糖水平上升，心律失常，心脏急性事件易发生。因此情绪管理对双心疾病治疗非常重要，不仅要求医护人员要做好心理疏导，还要教会患者自己主动管理情绪、正视自己的心理疾患。

六、睡眠管理

睡眠对于双心疾病的恢复非常重要，心脏病与睡眠障碍关系密切，睡眠不足会使交感神经兴奋，血压和心率升高。睡眠障碍也是心脏病患者发生抑郁的标志之一。处理失眠首先要明确患者失眠的原因。同一患者可能有多种原因导致失眠。对于因症状、疾病导致的失眠，建立良好的医患关系，取得就诊者信任和主动合作非常重要。了解患者睡眠行为，纠正患者不正确的失眠认知和不正确的睡眠习惯。建议患者保证每天有规律的生活习惯，同一时间睡觉，同一时间起床，睡前不喝刺激性饮料，锻炼的时间也不宜过晚。

双心疾病生活方式的治疗要为患者树立自我管理的意识，要有健康的理念和理性的生活习惯，要有持续的自我约束力，才能以此生活方式治疗为基础综合干预心血管疾病和心理问题，使双心得到康复。帮助患者在躯体功能得到改善的同时社会功能也能有效的恢复，获得更好的生活质量。

第七章

药物治疗

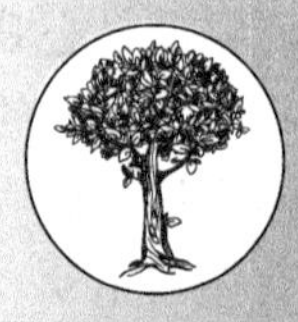

第一节　抗焦虑药

抗焦虑药是一类主要用于减轻焦虑、紧张、恐惧，稳定情绪兼有镇静、催眠、抗惊厥作用的药物，主要包括苯二氮䓬类抗焦虑药和非苯二氮䓬类新型抗焦虑药。

一、苯二氮䓬类

几乎所有的苯二氮䓬类都有相似的药理学特点，都有镇静作用。苯二氮䓬类能加强 GABA（哺乳动物中枢神经系统含量最多最重要的抑制性神经递质）神经传导，从而间接地改变其他递质如去甲肾上腺素和5-羟色胺功能。

（一）适应证

1. 焦虑症　苯二氮䓬类治疗焦虑比其他药如 TCAs、MAOIs、SSRIs 副作用小，起效快，治疗第一周即可见明显改善。常用药有地西泮、阿普唑仑、劳拉西泮等。药物选择应根据焦虑性质、药代学知识和患者的反应及副作用而定。如持续高度焦虑以地西泮较适宜，可间断或必要时用药。如为发作性焦虑，最好用奥沙西泮、劳拉西泮，在应激事件发生或预期将发生前服用。阿普唑仑是一种高效苯二氮䓬类，可用于惊恐障碍，其他高效药如氯硝西泮对惊恐障碍也有效。焦虑和抑郁共病，则应首选抗抑郁药如SSRIs、SNRIs。

2. 失眠　苯二氮䓬类对各种原因引起的失眠都有效，理想的催眠药应能迅速诱导睡眠而无宿醉作用，可根据病情进行选择。入睡困难者可选用半衰期短的苯二氮䓬类如替马西泮、艾司唑仑、三唑仑。早醒者可以用氟西泮、硝西泮。苯二氮䓬类可能增加呼吸暂停频率，对于睡眠呼吸暂停综合征患者目前结论尚不十分清楚，明智的办法是该类患者最好不用苯二氮䓬类。

3. 抗癫痫　可选用硝西泮、地西泮和氯硝西泮，地西泮对癫痫持续状态也有较好效果。

4. 内镜检查及麻醉前诱导　常用作用快的咪达唑仑、劳拉西泮和地西泮。

5. 戒酒　因和酒精有交叉耐受性，苯二氮䓬类的心血管毒性和呼吸抑制作用轻，又有抗惊厥和缓解焦虑作用，故可作为戒酒标准治疗

6. 其他　氯硝西泮起效快，可作为锂盐和抗精神病药的辅佐药，以控制急性躁狂和兴奋躁动的精神疾病患者。

（二）禁忌证

苯二氮䓬类现已广泛用于医院各科室，用以缓解紧张、焦虑，稳定情绪，镇静，安眠及术前给药。对于老年人，患有肝、肾疾病者应慎用，阻塞性呼吸疾病者禁用。对于妊娠前三个月的孕妇，除非有很强指征最好不要使用苯二氮䓬类药物，虽无肯定致畸作用，但可能有较高唇裂和腭裂发生率。对于在围产期服用苯二氮䓬类的孕妇，因苯二氮䓬类抑制新生儿特别是早产儿中枢神经功能，而脐带血苯二氮䓬类浓度可能超过母体，且新生儿代谢苯二氮䓬类的能力比成人差很多，因而娩出后新生儿可能需要呼吸支持。苯二氮䓬类可以经乳汁分泌，婴儿有昏睡的危险，故哺乳母亲不应服用。

表 2-7-1　几种苯二氮䓬类的适应证和剂量

药名	适应证	常用剂量（mg/d）	口服达峰时间（h）	平均清除 $T_{1/2}$（h）
阿普唑仑（佳静安定）	抗焦虑、抗惊恐和社交恐怖	0.4~10	1~2	5~10
地西泮（安定）	抗焦虑、抗惊厥、安眠	4~40	0.5~2	20~80
奥沙西泮（舒宁）	抗焦虑	30~60	2~4	5~20
硝西泮（硝基安定）	抗惊厥、催眠	5~20		23~29
氯硝西泮	抗焦虑、抗惊厥、催眠	1~6	1~2	20~50
劳拉西泮（罗拉）	抗焦虑，麻醉	2~12	2	10~20
艾司唑仑（舒乐安定）	催眠	1~2	2	18
氟西泮	催眠	15~30	0.5~10	45~160
三唑仑（海洛神）	催眠	0.125~0.5	1~2	2
咪达唑仑（速眠安）	催眠外科手术	15	10~20	1.5~2

（三）副作用

一般来说苯二氮䓬类的耐受性好，副作用小，但剂量大或敏感患者可出现以下不良反应。

1. 神经系统主要为镇静、困倦、嗜睡、头昏。因可能影响协同运动和判断功能障碍，对操纵机器、驾车具有潜在危险，但患者本人往往并不自觉，因此，应告诫患者可能的危险以及酒对苯二氮䓬类有强化作用。大剂量可引起共济失调、口齿不清和意识障碍，严重者可致昏迷，特别是老年人、肝肾功能损害以及和其他镇静药联用时。

少数患者可出现反常反应，如失眠、噩梦、焦虑、激越、恐惧、愤怒和敌意。因自制力减弱可出现攻击行为、自残和自杀观念。静脉注射苯二氮䓬类可引起顺行性遗忘，这对手术和心脏复苏的患者有利。苯二氮䓬类可明显加强酒的抑制作用，服用苯二氮䓬类同时又饮酒导致顺行性遗忘发生率也较高。

2. 心血管和呼吸系统治疗剂量对健康人心血管和呼吸系统作用轻微，对心率、节律和肺功能均无明显影响，故较安全。焦虑症患者的心跳加快、换气过度，可用苯二氮䓬类治疗。苯二氮䓬类对心脏和呼吸功能的作用取决于剂量和给药途径，大剂量或静脉给药可引起血压降低，心率加快，脑血流减少和心肺功能抑制或心脏停搏。慢性梗阻性肺疾病或睡眠呼吸暂停综合征患者，甚至用小的治疗剂量可引起呼吸困难、导致呼吸暂停发作频率增加。

3. 胃肠系统　少数患者服用可苯二氮䓬类可有腹部不适、疼痛、腹泻、恶心或呕吐等症状，饭后服药以上症状可减轻或消失。

4. 泌尿系统老年人可引起尿失禁或加重原有的尿失禁，往往与苯二氮䓬类引起的意识错乱状态有关，治疗剂量的苯二氮䓬类也可引起性功能障碍，如性欲减退、阳痿或快感缺失。可能与剂量有关，减量或者换另一种苯二氮䓬类可能有效。

5. 其他较少见的有关节痛、肌无力、多汗、呼吸困难、中性粒细胞减少。也可出现寒战、皮疹、发热、口干、体重增加。静脉注射可能出现静脉炎或静脉血栓形成。

（四）耐受性和依赖性

苯二氮䓬类最大的缺点是其多种药理作用均易产生耐受性，长期应用可致依赖性，包括精神依赖和躯体依赖，骤停可引起戒断症状。躯体依赖发生率取决于药物种类及剂量和疗程，估计连续用药大于六个月者为5%～50%。骤停可出现戒断反应如失眠、焦虑、激越、紧张不安、流泪、鼻塞、畏光、听觉过敏、头痛、恶心、多汗、震颤，癫痫样发作和各种幻觉。阶段症状及严重程度与疗程、剂量、停药速度和药物半衰期有关，半衰期短者较易出现。短作用苯二氮䓬类于停药2～3天内发生，长作用者可在7天内发生，一般可持续3～10天。处理办法可将短作用苯二氮䓬类改为长作用的地西泮，采取每2～3天递减总量的10%。关键在于预防，短期间断用药，不应长期用药和骤然停药，对有物质依赖者慎用，可用有镇静作用的抗组胺药代替。

（五）过量及处理。

苯二氮䓬类过量常见，但严重者少，除非联用其他药和酒精。过量的处理主要为支持呼吸和循环功能。氟马西尼是苯二氮䓬类选择性拮抗剂，仅供静脉注射用，本身无任何药理作用，但可拮抗苯二氮䓬类效应，可作为过量的有效解毒剂，但也有诱发急性苯二氮䓬类戒断的风险。

总体而言苯二氮䓬类是广泛焦虑、急性焦虑和惊恐障碍的首选药。

二、非苯二氮䓬类抗焦虑药

除苯二氮䓬类还有很多镇静药也可用于焦虑症患者。普萘洛尔和其他β受体拮抗剂虽可减轻社交恐怖伴随的自主神经症状，但对广泛焦虑和惊恐障碍作用有限。应用普萘洛尔可分次服用，剂量为 10～60mg/d。禁忌证为心脏阻滞、收缩压小于 90mmHg、心率小于 60 次/分、支气管痉挛、代谢性酸中毒、长期禁食（如神经性厌食症）和心脏储备功能差的患者。

（一）阿扎哌隆类

阿扎哌隆类是近年推出的新一类抗焦虑药，以丁螺环酮为代表，后又推出了坦度螺酮、伊沙匹隆。

优点是镇静作用小，运动障碍轻，对记忆影响小，无滥用潜力，无交叉耐受性，也无苯二氮䓬类对呼吸的抑制作用，因而对有呼吸系统疾病的焦虑症患者较安全。丁螺环酮可以从 5mg 开始应用，每日 2～3 次开始，一周后如能耐受逐渐加量，每 2～4 天增加 5mg，直至 10mg，每日三次，至少用 6 周，最高 30～90mg/d。因半衰期短，常多次给药。孕妇、哺乳期妇女禁用，心、肝、肾功能障碍慎用，老年人应减量，禁与单氧化酶抑制剂联用，可能会升高血压。副作用轻，患者对副作用可能产生耐受，可减量处理，增量宜缓。

（二）作用于苯二氮䓬类受体上的非苯二氮䓬类催眠药

20 世纪 80 年代后期出现了几种作用于 GABA-A-BDZ 受体的非苯二氮䓬类催眠药，如唑吡坦、佐匹克隆、扎来普隆。

唑吡坦起效快（30～60 分钟），时间短（3～4 小时），老年人清除慢，和利福平有相互作用，剂量：5～10mg 睡前服，最高每次 15～20mg。

佐匹克隆起效快（约 1 小时），作用时间约 6～8 小时，故适用于入睡困难和睡眠浅而中断者。利福平可增加其镇静作用，酮康唑、红霉素和西咪替丁可降低其镇静作用。剂量：每晚 7.5～15mg。

扎来普隆起效快，也是作用时间最短者，适用于入睡困难和夜醒后不能再入睡着，10mg 睡前服，老年人、体弱者剂量减半。

第二节　新型抗抑郁药

抗抑郁药是一类主要用于治疗和预防各种抑郁障碍的药，其适应范围还扩大到焦虑症、强迫症、恐惧症和惊恐障碍等和5-HT相关的疾患，临床最常用的精神药物，也是发展最快的药物。

20世纪50年代第一个开发的抗抑郁药是单胺氧化酶抑制剂，因有严重的毒副反应，被三环类抗抑郁药所取代，成为50-80年代全球范围抑郁症治疗的一线药物。但三环类抗抑郁药对心血管不良反应较突出，在同时伴有心血管疾病的患者中应慎用。目前广泛应用于临床的是被称为非典型抗抑郁药物的新型抗抑郁药，毒副反应特别是心血管不良反应和抗胆碱能反应少而轻，服用方便，应用广泛。

一、选择性5-HT再摄取抑制剂SSRIs

代表药物氟西汀、帕罗西汀、舍曲林、氟伏沙明、西酞普兰。作用机制为抑制5-HT再摄取，使突触间隙5-HT含量升高。

不良反应：SSRIs耐受性较好，约半数患者无不适主诉，因不良反应停药者也较少。

（1）神经系统头痛，头昏，紧张，静坐不能，多梦，乏力，嗜睡。也可出现自主神经症状，口干，多汗和震颤。

（2）胃肠道症状是SSRIs最常见副作用，如厌食，胃痛，消化不良，恶心，呕吐，腹泻或便秘。

（3）性功能障碍发生频率，轻重程度因药因人而异，如性欲减退，快感缺失，勃起障碍，射精延迟，女性高潮抑制。

（4）过敏反应皮疹发生率约4%。

（5）5-HT综合征：虽可见于单种SSRIs，但以同时用两种 5-HT 能药多见，如氟西汀单胺氧化酶抑制剂，氯米帕明，5-羟色胺酸同用。也有锂盐和 SSRIs 引起 5-HT 综合征个案报告。主要临床表现有恶心，呕吐，腹痛，颜面潮红，多汗，心动过速，烦躁不安，激越，震颤，腱反射亢进，肌张力增高。病情进展可出现高热，呼吸困难，抽搐，酸中毒性横纹肌溶解，继发球蛋白尿肾，衰竭，心血管休克和死亡。应及时确诊，停药和内科紧急处理。

（6）停药反应：突然停药，特别是短 T1/2 药物如帕罗西汀、舍曲林、氟伏沙明易出现一系列躯体和心理症状。如嗜睡，感觉异常，震颤，失常，焦虑，激越，活动过多，注意力不集中，多梦，心境低落，精神错乱。骤然停药约三分之一患者可出现停药反应，故停药宜缓，逐渐减量停药。反应为自限性，2~3 周自动消失。

禁忌证：SSRIs 类毒副反应小，耐受性好，安全有效，但老年人、儿童及严重心、肝、肾病应慎用。虽然未见致畸报道，孕期前三个月尽量避免使用该药，不宜母乳喂养。慎与锂盐、抗心律失常药、降糖药联用。禁与单胺氧化酶抑制剂联用。

不良反应：通常出现在治疗开始的 1~2 周，一般程度较轻，能耐受继续治疗，可望在 3~4 周内减轻或消失。恶心、稀便、头痛、焦虑、失眠、多汗是 SSRIs 最常见早期不良反应，往往与剂量相关，小剂量开始，缓慢加量，饭后服药可减轻。

起效时间和大多数抗抑郁药一样，约 2 周后起效，在初次用药时应告知患者，提高服药依从性。

适应证：早期适应证仅为重症抑郁，现在适应证范围有很大拓展。抑郁障碍包括各种类型和不同程度的抑郁症，如重症抑郁，单双相抑郁，焦虑性抑郁，心因性抑郁，老年期抑郁心境恶劣障碍，躯体疾病继发的抑郁，三环类抗抑郁药不能耐受或无效的难治性抑郁、产后抑郁等，是当今各国治疗抑郁的一线用药。

对有焦虑性抑郁的患者，多数医生倾向于应用镇静作用较强的抗抑郁药，或和苯二氮䓬类短期联用。

由于抑郁症是一种慢性、复发性并且可能致残的疾病，早期诊断及时治疗至关重要。一般应长程治疗，包括：①以消除症状完全缓解为目标的急性治疗。至少时间 4~8 周没有明显的抑郁症状；②减少复燃（同一次发作未终结前抑郁症状再现）为目标的继续治疗和巩固治疗。无症状必须持续 4~6 个月；③预防新发作为目标的维持治疗。是否需要维持以及维持治疗时间意见不一。多数建议首次抑郁发作，维持时间 6~8 个月，2 次以上发作，特别是近 5 年来有 2 次以上发作者一律需维持治疗，一般至少 2~3 年。青少年发病有精神病性症状，病情较重，自杀风险大，遗传家族史，多次复发者应长期维持治疗。

其他障碍如焦虑症、疑病症、恐惧症、强迫症、惊恐障碍、创伤后应激障碍、贪食症、经前期心境恶劣障碍、躯体形式障碍等等。也有报道可用于注意缺陷障碍，缄默症，孤独性障碍，抽动秽语综合征，阿斯伯格综合征。

（一）氟西汀

第一个进入美国市场的 SSRIs，是镇静作用最轻，最具激活作用的 SSRIs。口服后几乎完全吸收，食物不影响吸收。氟西汀半衰期长约 1~4 天，活性代谢产物去甲氟西汀半衰期 7~15 天。换药时特别是换用选择性抗氧化物酶抑制剂时尤其要注意，氟西汀停用五周后才能与选择性抗氧化物酶抑制剂联用，选择性抗氧化物酶抑制剂停用两周后才能用氟西汀 SSRIs。

适应证：国内说明书：各种抑郁性精神障碍，包括轻度和重度抑郁症、双相情感障碍抑郁。FDA 批准：重度抑郁障碍、强迫障碍、经前期焦虑障碍、神经性贪食，是唯一获准治疗进食障碍的。

用法用量：最佳 20~40mg/d，范围 20~60mg/d，推荐起始量 10~20mg/d。

强迫症剂量一般较大，60mg/d 改善最明显，但副作用也最大。治疗反应出现较抑郁症慢，疗程也比抑郁症长。

肥胖和贪食症：可能存在量效关系。20mg 可能仅部分有效，60mg/d 可减少暴食，对超重患者减肥有效，但体重减轻可能是一过性的。

惊恐障碍患者往往不能耐受氟西汀的“激活”作用，起始剂量宜小，如 5mg/d。

心血管疾病应用评价：该类药物可导致心动过速，有报道单次服用氟西汀剂量高达 1500mg 的患者出现窦性心动过速、室性三联律、交界区心律。虽有上述报道，但氟西汀的心血管不良反应非常少见。Pacher 等对氟西汀进行电生理测定的结论是：氟西汀具有一定的抗心律失常作用，心血管不良反应少，但大剂量时也可发生致心律失常作用。因此对伴有抑郁症的心血管疾病患者应当选用氟西汀治疗，但要注意心电图变化。有报道在射血分数小于 35% 的心力衰竭患者中，氟西汀治疗两周能中度改善射血分数，在治疗 2~4 周期间，这种改善有统计学意义，即使在很高剂量时射血分数仍能进一步改善。

（二）帕罗西汀

帕罗西汀为最强的 5-HT 再摄取抑制剂之一，镇静作用也最强。半衰期为 24 小时，因半衰期短，突然停药可引起停药综合征，故应缓停。

适应证：主要用于各种抑郁障碍的预防和治疗。由于帕罗西汀是最具镇静作用，最能减轻焦虑和激越的 SSRIs，故广泛用于广泛性焦虑障碍、社交恐怖、惊恐障碍、强迫症、创伤后应激障碍、经前期焦虑障碍。

用法用量：20mg/d 既是最小有效剂量，也是多数患者最佳剂量。如20mg无效可隔周增加10~20mg/d，老年人不宜超过40mg/d，肝病患者推荐剂量是20mg/d. 可以早餐后服，如白天服药嗜睡可在晚上服。强迫症40~60mg/d疗效优于20mg/d。

心血管疾病应用评价：研究显示应用帕罗西汀的患者12%会有心悸，发生心动过速、高血压和晕厥的比例为1%，少见不良反应还有窦性心动过缓和低血压。其他更为少见的不良反应包括：血栓性静脉炎、血管性头痛、充血性心力衰竭、心肌梗死和心绞痛。帕罗西汀和华法林可能存在药代学相互作用，虽凝血酶原时间不变但可能延长出血时间。

（三）舍曲林

舍曲林是唯一对多巴胺再摄取有抑制作用的SSRIs，也是唯一不升高血清催乳素的SSRIs。该药清除不受年龄影响，对P450酶系影响干扰少药物间相互作用小，更适宜于因同时合并躯体疾病需服用较多其他药物的患者，尤其是老年患者。舍曲林半衰期约为24小时。

适应证：国内说明书：治疗抑郁症的相关症状（包括伴随的焦虑症状）、双向障碍的抑郁发作、强迫症。FDA批准：抑郁障碍、经前期焦虑障碍、惊恐障碍、创伤后应激障碍、社交恐怖、强迫障碍。

用法用量：为减少不良反应，开始可25~50mg/d，早餐后服。可间隔一周调整剂量，剂量范围50~200mg/d，最佳剂量50~100mg/d。

心血管疾病应用评价：舍曲林和华法林合用凝血酶原时间延长8.9%。舍曲林没有明确的致心电图变化作用。少见的不良反应有：包括偶发的高血压、体位性低血压和脑卒中，舍曲林对心力衰竭时左室电机械重构没有不利影响，有助于减小左心室舒张末期容积。SADHART研究的对象是急性冠脉综合征后立即出现明显抑郁的患者，研究发现舍曲林对心率、血压、心律失常、射血分数及心肌收缩力均无影响，且不良反应少见。但也有研究观察到慢性心力衰竭伴有抑郁的患者经舍曲林治疗后平均心率和心率变异性的各项指标及频域指标总的阈值、极低频功率、低频功率、高频功率明显高于对照组，但舍曲林抗抑郁治疗后病情明显好转，降低了住院率。舍曲林的抗血小板作用是双重的，它能使非冠心病和冠心病患者出血风险提高，但对伴有抑郁的冠心病患者，应用舍曲林治疗可进一步提高抗血小板的作用，防止冠状动脉粥样硬化进展，改善预后。有研究提示给 26 例心肌梗死后 5~30 天的患者服用舍曲林，不仅抗抑郁有效而且不改变心血管参数，其中 73%的患者完成实验，无严重不良反应。

（四）氟伏沙明

适应证：国内说明书：抑郁症及相关症状，强迫症。FDA 批准：抑郁障碍、强迫症、社交恐怖症。

用法用量：第一周起始量 50mg 或 100mg。根据病情逐渐加量，每 4~7 天递增 50mg，最高剂量 300mg。八岁以上儿童及青少年每日最大剂量为 200mg。常用的有效剂量 100~200mg。因半衰期平均十五小时短，可分两次服用。与其他 SSRIs 一样，与选择性抗氧化物酶抑制剂联药必须停药两周才能用氟伏沙明，反之必须停氟伏沙明两周才能用。氟伏沙明也不应与其他的 5-HT 能药如色氨酸联用。

心血管疾病应用评价：除部分 ST 段改变，室上性阻滞外（<1%），氟伏沙明无明显致心电图改变的作用，约 1%患者出现高血压、低血压、晕厥、心动过速。罕有脑卒中、冠心病、血栓、心包炎、静脉炎、肺梗死的报告。在氟伏沙明过量患者中的研究中，仅 15/310 发生窦性心动过缓。此药没有在心血管疾病患者中进行心血管不良反应的扩展研究。

（五）西酞普兰

适应证：国内说明书：抑郁症。FDA 批准：抑郁障碍。

其他适应证有强迫症、惊恐障碍、广泛性焦虑障碍、社交恐怖、冲动控制障碍和躯体形式障碍。

用法用量：西酞普兰为唯一对细胞色素 P450 无明显作用的 SSRIs，也是药物相互作用最少的 SSRIs，耐受性好，安全性高，被推荐为高龄患者首选抗抑郁药，也是合并躯体病，包括心血管疾病患者的最佳选择。剂量范围为 20~40mg/d。老年人、躯体疾病患者、高度焦虑和对副作用敏感的患者应该从 10~20mg/d 开始。老年人肝损患者，剂量应小于 20mg/d。

心血管疾病应用评价：可引起窦性心动过缓、心动过速和体位性低血压，发生率 1%。2011 年 FDA 发布信息称，由于引发心脏电活动异常变化的风险，西酞普兰的剂量不可超过 40mg/d，心脏电活动的变化（QT 间期延长）可能导致心律失常，包括尖端扭转型室性心动过速，这可能是致命的。FDA 研究结论认为西酞普兰能引起剂量依赖性 QT 间期延长，因此剂量不可高于 40mg/d，并在药品说明书中给予警示。FDA 还提醒专业人员：患有充血性心力衰竭、心律失常或因伴发疾病或合并用药而有发生低钾血症或低镁血症倾向的患者，发生扭转型室性心动过速的风险更高；对于充血性心力衰竭、心律失常或服用能导致 QT 间期延长的合并用药的患者，应监测心电图；并建议患者在服用西酞普兰时若发现心率和心律异常时立即就医。

（六）艾司西酞普兰

适应证：国内说明书：抑郁障碍、伴或不伴有广场恐怖的惊恐障碍。FDA 批准：抑郁障碍、广泛性焦虑障碍。

用法用量：艾司西酞普兰常用剂量 10mg/d，剂量范围 5~20mg/d。起始剂量 5mg/d，持续一周后增加至 10mg/d，根据患者的个体反应，剂量可以继续增加，老年患者（>65 岁）推荐以上述常规起始剂量的半量开始治疗，最大剂量也相应降低。

心血管疾病应用评价：有研究认为艾斯西酞普兰对心血管的不良反应更小，但需更多资料证明。

二、5-HT 和 NE 再摄取抑制剂（SNRI）

代表药物：文拉法辛，度洛西汀。

（一）文拉法辛

5-HT、NE 再摄取的强抑制剂，DA 再摄取的弱抑制剂。对 5-HT 和 NE 摄取抑制强度不一，呈递增的剂量-反应关系，即低剂量时（75～100mg/d）基本上和 SSRIs 一样，剂量加大时 NE 作用逐渐增强。双重抑制，所以起效相对较快，很多患者在 2 周内起效。文拉法辛和其活性代谢产物去甲文拉法辛清除半衰期分别为 4 小时和 10 小时。

适应证：国内说明书：各种类型抑郁症（包括伴有焦虑的抑郁症）及广泛性焦虑障碍。FDA 批准：抑郁障碍，伴焦虑的抑郁障碍，广泛性焦虑障碍，社交恐怖。

用法用量：起始剂量 75mg/d，是治疗抑郁症的最低有效量。普通剂型分 2～3 次服用，缓释剂每日服用一次，早晚均可，不受食物影响，普通剂型最高剂量为 375mg/d，缓释剂最高剂量为 225mg/d。

心血管疾病应用评价：最引起关注的是升高血压，日剂量达 150mg 或更高时，产生剂量相关的升高血压作用，文拉法新缓释剂型升高血压的作用可能性较小。血压升高与剂量相关，每天剂量>300mg，舒张压平均上升 7.2mmHg，相反 75～225mg/d 血压无明显变化。FDA 推荐高血压患者宜慎用，用较大剂量最好进行血压监测。对于既往有心脏病和高血压史患者的作用尚未研究，该药可导致 I 度窦房传导阻滞和房室传导阻滞、束支阻滞，但均很少见。致心绞痛的作用据报道<1%。未发现 QTc 间期延长以及尖端扭转性室性心律失常。

（二）度洛西汀

适用于伴有疼痛不适又找不到其他原因的抑郁症患者。

适应证：国内说明书：抑郁症。FDA 批准：抑郁障碍，糖尿病外周神经痛，纤维肌痛，广泛性焦虑障碍。

用法用量：研究显示服用度洛西汀一周后就可以显示出抗抑郁效果来，推荐治疗剂量为 40~60mg/d。有研究采用的治疗剂量为 80~120mg/d。

心血管疾病应用评价：度洛西汀对心血管系统不良反应受到关注，服用 60mg/d 的年轻健康志愿者，收缩压平均升 7mmHg，度洛西汀 120mg/d 可以引起舒张压升高及心率加快，高血压的发生率为 2.9%。心电图的变化与安慰剂对照无显著性差异。

三、去甲肾上腺素和特异性 5-羟色胺能抗抑郁药（NaSSA）

代表药物：米氮平

具有 NE 和 5-HT 双重作用的新型抗抑郁药，有助于镇静和增加食欲，是 REM 睡眠强抑制剂，减少夜间觉醒和延长总睡眠时间，尤其适用于伴焦虑、失眠、食欲缺乏的抑郁症患者，平均半衰期为 20~40 小时。不良反应为食欲增加、体重增加，服药后的前几周可有嗜睡和镇静作用。

适应证：国内说明书：适用于各种抑郁障碍，诱导睡眠。FDA：抑郁障碍。不宜与乙醇、地西泮、其他抗抑郁药联用，禁与单胺氧化酶抑制剂联用。

用法用量：起始剂量 15mg/d，一周内可以酌情增加至 30mg/d，晚上一次顿服，最高剂量 45mg/d。

心血管疾病应用评价：治疗量对心血管系统无影响，用于老年性不稳定心绞痛伴抑郁患者不仅对心绞痛治疗效果好，对患者精神状态、提高生活质量也有较大的好处。国外有报道米氮平治疗可使高血压患者的高血压病情稳定，但其发生率不确定。

四、5-HT_{2A}受体拮抗剂和5-HT再摄取抑制剂（SARIs）

（一）曲唑酮

具有明显镇静作用的抗抑郁药物。

适应证：国内说明书：抑郁症和伴有抑郁症的焦虑障碍，以及药物依赖者戒断后的情绪障碍。FDA批准：抑郁障碍。

因有镇静作用，很多医生用曲唑酮治疗原发性失眠障碍，抑郁相关失眠和抗抑郁药所致的失眠。缩短睡眠潜伏期，改善睡眠连续性，减少夜间觉醒，增加REM睡眠潜伏期和深（慢波）睡眠，减少次晨头昏眼花，被视为一种有效不成瘾的安眠药。本药一般耐受性好，常见不良反应为嗜睡、疲乏、头昏、头痛、失眠、紧张和震颤、视物模糊、口干、便秘。

心血管疾病应用评价：除可能出现非特异性P-R间期延长，对心肌收缩或室间传导无显著影响。有几例室性心律失常和心脏完全阻滞的报道，但多数原有心脏病，因此对这类患者应谨慎。该药不引起QTc间期延长，偶尔能引起室性逸搏和室性心动过速。常见体位性低血压，或者伴有晕厥。对易感人群特别是老年人，躯体疾病或同时服用具有心血管作用药者可引起晕厥，应调整剂量，缓慢加药，告诫患者缓慢改变体位。在进食时服药，则不良反应非常少见。

（二）安非他酮。

1996年FDA批准和行为矫正联用于戒烟。是一种相对较弱的DA、NE再摄取抑制剂，无5-HT再摄取抑制作用。

适应证：国内说明书：抑郁症。FDA批准：抑郁症，焦虑症，惊恐障碍。不少医生用于伴抑郁的帕金森病患者，因对该病的运动症状有利。和SSRIs相比最大的优势不引起性功能改变，不增加体重。与单胺氧化酶抑制剂联用可能引起高血压，停单胺氧化酶抑制剂至少十四天才能用安非他酮。缺点为有抽搐风险，且需多次服药。

禁忌证：抽搐，头部外伤，脑瘤和其他器质性脑病。

用法用量：有速效剂和缓释剂两种剂型，推荐使用缓释剂。缓释剂起始剂量 150mg，最好晨服，4 天后加至 150mg，每日 2 次。速效剂起始量 75mg，每日 2 次，缓增至 300mg/d，分次服，4 周后无反应可试用 450mg 每天，单次剂量不宜超过 150mg。日剂量不超过 450mg。

心血管疾病应用评价：心血管副作用较少，不引起临床意义的心电图改变。不诱发体位性低血压，对原有高血压可能升高血压，对心、肝、肾也无影响。

（三）黛力新

黛力新是一种复合制剂，由氟哌噻醇和美利曲辛组成。氟哌噻醇是一种典型的抗精神病药物，小剂量有抗抑郁和抗焦虑作用，美利曲辛是一种抗抑郁剂，有振奋作用。

适应证：适用于各种焦虑障碍，抗抑郁作用较弱，尤其适用于心因性抑郁、躯体疾病伴发的抑郁。

用法用量：成人每日两次，早午各一片。老年人晨服一片。

禁忌证：严重血管病，闭角型青光眼，禁与单胺氧化酶抑制剂同用。

不良反应：在推荐剂量范围内，不良反应少，少数患者可能出现短暂不安和失眠，易出现停药反应，停药宜缓慢。不推荐用于心肌梗死的恢复早期，各种程度的心脏传导阻滞，或心律失常及冠状动脉缺血患者。

（四）阿戈美拉汀

首个褪黑素受体激动剂，也是 $5\text{-}HT_{2C}$ 受体拮抗剂。独特的药理机制是调节睡眠觉醒周期，可调节患者晚间的睡眠结构而增进睡眠。推荐剂量为 25mg，每天睡前口服。如果治疗两周后症状没有改善可增加剂量至 50mg。常见不良反应有头痛，头昏，嗜睡，失眠，偏头痛，恶心，腹泻，便秘。

（五）麝香保心丸

有研究发现对于冠心病伴焦虑抑郁患者，传统中成药如麝香保心丸等，可以有效缓解心绞痛，并且改善其焦虑抑郁状态，但目前作用机理尚未明确，仍需要更广泛的研究提供进一步的指导。

第八章

双心疾病的团体干预

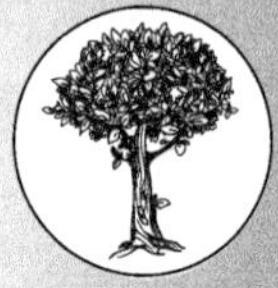

团体心理治疗（Group Psychotherapy）又称为小组心理治疗，是将多个面临困扰的当事人集中起来进行心理治疗的方法，通过团体内人际交互作用，促使个体在团体中通过观察、学习、体验，认识自我、分析自我、反省自我、探索自我、接纳自我，调整和改善人际关系，学习新的态度与行为方式，从而发展良好适应能力的助人及自助过程。许多人在参与团体治疗过程中能够得到成长、改善适应和加快发展。

根据当事人问题及症状的相似性组成小组，通过团体练习，参加者就共有的心理问题、症状、病情及发展性课题，进行讨论，相互交流，共同探讨，彼此启发，支持鼓励，促使成员观察、分析和了解自己及他人的心理行为反应，从而深化认识自我及他人，促进人格成长。成员在信任、温暖、支持的团体情境中，一方面可以获得同情，提高改变自我的信心、勇气和力量；另一方面可以分享经验，共同成长。通常情况下，团体治疗由1~2位专职的经过系统心理治疗理论与实践培训的心理治疗师主持、带领与实施，治疗对象少则3~5人，多则十几人到几十人。每次治疗90~120分钟，每周1次，共几次或十几次，治疗次数可视患者的具体问题和具体情况而定。它既能增加治疗人数，又能节省治疗时间和人力、物力，还能减少患者的经济负担，同时提高治疗效果。

团体心理治疗将教育和游戏活动相结合，集治疗性、知识性、娱乐性、情感性、体验性于一体，趣味性强，患者容易接受。在设置上具有相对的封闭性、稳定性及安全性等特征。这种治疗形式已被各国心理治疗师采用，相比欧美、日本及港台地区，国内相关研究起步较晚，但发展速度很快。

团体心理治疗的主要特色在于随着时间的进展，团体成员自然形成一种亲近、合作、相互帮助、相互支持的团体关系和气氛。这种关系为每一位患者都提供了一种与团体其他成员相互作用的机会，使他们尝试以另一种角度来面对生活，通过观察分析别人的问题而对自己的问题有更深刻的认识，并在别人的帮助下解决自己的问题。

团体心理治疗大致可分以下几个步骤：

1. 团体准备阶段　治疗师与每位患者（当事人）进行个别访谈（1~1.5h）。除了解一般团体心理治疗需要了解的信息资料，如患者的心理状况、负性情绪、症状、病情及相关信息等，也要重点了解患者心血管疾病病史以及其他合并疾病、患者服用的药物，如有可能，最好与患者的心血管疾病主管医生沟通，以便更好地了解患者的病情。治疗师对患者的负性情绪、症状及病情表示理解，向患者讲解团体心理治疗的作用，确定患者是否愿意参加团体心理治疗。

2. 团体初创阶段　主要是建立关系，营造氛围，让团体成员获得安全感。治疗师介绍团体心理治疗的目的、性质及过程，让团体成员相互认识，相互熟悉，增进了解。在此基础上，逐步建立安全、信任的关系，营造相互合作的团体文化氛围，形成团体的共识和目标。

3. 团体过渡阶段　主要是面对负性情绪、症状及疾病，探索并解决自己的问题。可以先通过手语操、解千千结、相亲相爱一家人等活动进一步建立相互理解、信任、真诚、支持和开放的团体氛围，提高团体的凝聚力和参与度，鼓励成员探索个人的态度、感受、价值与行为，逐渐开放自我。通过彼此的反馈和对自己真实感受的关注，患者开始对自己过去负面情绪、内心冲突、缺点弱点、适应不良的人际模式和非理性的认知有所意识、内省及觉察，同时检测自己的负性情绪、症状及疾病的程度。了解自己和他人，接纳自己和他人。团体成员彼此尊重、互动，在团体中学习既做求助者，也做助人者。治疗师帮助患者对其表露出的非理性认知和非适应性行为进行分析及纠正，鼓励患者朝着团体目标和个人目标做出有益的改变。

4. 团体工作阶段　主要是面对问题、症状及疾病，利用团体解决自己的问题，促进成长。这一阶段采取的团体活动形式和方法因治疗目的、问题症状、疾病类型、对象的不同而不同。有的团体主要采取讲座、讨论、写体会、写日记等形式，有的团体采用自由讨论，有的团体主要采用行为训练、角色扮演等方法。通过自我价值的探索、原生家庭突出重围及音乐治疗（如冥想大海和海鸥）等活动，帮助患者倾听相互的问题和困境，相互提供解决的方法；正确认识自己的负性情绪、症状及疾病，并进一步了解其产生的原因及诱因，改变不合理的认知，学会管理情绪，树立信心，促进自我及团体成员成长。

5. 团体结束阶段　回顾团体治疗的过程，交流评估成效，让团体成员表达感受、分享感受、总结心得与收获，整理归纳在团体中学到的东西，学习管理和处理负性情绪，肯定成员的改变与成长，团体治疗结束时团体成员可以互赠祝福卡。团体成员将团体中学到的知识运用到现实生活中去，使改变与成长继续，充满信心地去面对生活。

团体治疗可以提高患者的遵医行为，通过团体内人际交互作用，促使个人在人际交往中观察、学习、体验，认识自我、分析自我、接纳自我，改善和调整人际关系，学习新的态度与行为方式，从而形成良好的生活方式，提高依从性。这一点不仅仅体现在高血压患者的团体治疗中，在冠心病小组、心衰小组同样也是如此。

遵医行为也就是治疗依从性，是指一个人的行为与医疗、护理及指导的一致程度，包括服药、饮食及生活习惯的改变。在慢病的管理中，治疗依从性与患者疾病的预后、生活质量、生存时间密切相关。

在团体干预时，患者不仅能从工作人员处获得疾病信息，也能从小组成员获得相关的信息，患者之间进行相互交流、沟通，分享成功经验，能增强患者面对疾病的信心，纠正患者的错误认知及不良行为，使患者能积极应对，并改变消极的思想，纠正其负面情绪。

通过与团体成员的交流，激发患者内心潜在的面对重大危机的勇气，患者能够建立足够的信心与勇气应对困难，同时激励患者用积极的方式处理困难，提高患者的安全感，尽可能地发挥患者自身面对疾病的潜力，积极配合临床治疗，能提高患者治疗的积极性，提高了患者康复的信心，使理论与实践相结合，增强患者自我管理能力的信心。

因此对于提高患者的治疗依从性，从某种程度而言，团体治疗具有独特的优势，在今后的临床工作中需更多的开展团体治疗，使患者更多地参与到自己的疾病管理中来。

巴林特小组——心血管医务人员心身基本技能

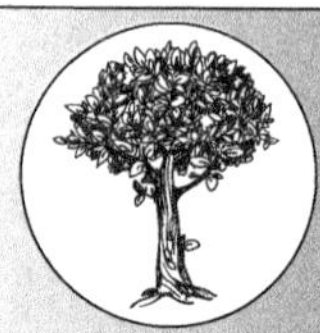

研绘心身医学蓝图，谱写心身健康华章（陈竺）。

心身医学从医学、心理学、社会学多角度诠释健康的概念，对疾病的认知从理论到实践提供了新的视角。全面贯彻落实《国民经济和社会发展第十三个五年规划纲要》及《“健康中国 2030”规划纲要》，大力加强心身医学的教育和研究，倡导人文关怀，推动医学整合，坚持心身合一，促进人类健康水平的全面提升。

作为医务人员心身医学基本技能的“巴林特小组架起桥梁，将精神分析和动力学思维当作和生物学一样重要的基础整合进入医生培训中。”通过巴林特工作引向心身思考，有效缓解职业压力，避免医生职业耗竭，促进医务人员自我成长；聚集于医患关系的病例讨论形式，建设职业化医患关系能力，提升心身医学整体认识，开拓面向未来的诊疗途径；体验心理生理整体关注的成就感，对医生的人格发生细微且重要的变化。

米歇尔·巴林特（Michael Balint 1896-1970）强调处于医学核心地位的是医生与患者之间的职业化关系。他倡导的巴林特小组是一种着重关注医患关系的案例学习，以“患者为中心”，为其提供优质高效的整体医疗服务，使患者在躯体上和心理上得到全方位的关怀和治疗。

一、起源与现状

巴林特先生 1925 年在内科工作时，对表现为心身症状的患者开始了心理治疗——“谈话疗法”，由此开始发展对心身医学的研究。同时他希望巩固自己作为“心身医学先驱”的地位。1945 年他组织了“关于医疗实践中心理问题的讨论会”，其目的是让普通医生了解到疾病症状不仅是器官损伤的表现，还可以理解为冲突环境和适应障碍的表现。

20 世纪 50 年代的英国，人们刚刚经历了战争中的创伤，同时作为城市化的结果，“很多人失去了他们赖以生存的根基和彼此之间的联系，个人变得越来越自立甚至孤独，许多精神和情绪方面的压力伴随躯体方面的张力同时出现，他们选择到自己的医生那里去抱怨就成了一个可能的、而且实际上是最为频繁使用的出口”，并且“因为他们所接受的训练，医生在可能的疾病中通常都会优先选一个躯体疾病，因为他们对躯体疾病更了解，他们学了更多也知道更多的躯体疾病，用躯体疾病表达他们的发现也更容易、更准确。这一自动化的反应可能（通常也是如此）导致更多的专科检查，开更多不必要的药物。”同时巴林特先生也指出：“相反的危险也存在。医生可能倾向于将所有的躯体症状放到一边，而钻进他所认为的心理根源去。这种诊断或治疗方法意味着医生努力将症状从患者那里拿走，同时逼着他有意识地面对可能导致了症状的痛苦问题。换句话说，患者被迫要用很多严重的精神折磨去交换这些优先的症状，而这些精神折磨本是他通过更容易接受的躯体折磨而逃避了的。”这段话写于 1955 年，时至今日，类似的情形没有得以丝毫改善，甚至愈演愈烈。

巴林特先生以其极具创造性的精神分析理论和治疗技术，引领了精神分析治疗领域的一场新运动——国际巴林特运动。1975 年成立了国际巴林特联盟（IBF）。其中德国可能是世界上巴林特运动开展得最为成功的国家。2005-2008 年上海同济大学和德国弗莱堡大学心身医学科联合开展了“Asia-Link”国际心身医学合作培训项目，由此巴林特小组这一工作方法在中国落地生根。近年来，通过复旦大学附属中山医院、上海精神卫生中心、北京协和医院、广东精神卫生中心等单位举办培训，同时把传统价值观整合到现代医学中，巴林特小组迅速在中国扩大了影响。2011 年中国巴林特联盟正式成立，并于2012 年以国家成员身份正式加入 IBF。

二、巴林特小组的工作方法

1. 基本理论　“the doctor, drug”，即医生对患者的倾听和关心可以起到类似药物的作用。协和医院魏镜教授对这句话有更为升华的体会：“医生开给患者的第一种药是自己。”巴林特小组就是研究“医生的药理学”的小组方式。

2. 设置和操作　一个巴林特小组由 8~12 个成员组成，成员可以是来自各科室的医务工作者。组长是由巴林特小组和精神动力学经验的医师担任，其必须有小组治疗经验并能胜任巴林特小组的督导工作，并将医患关系的基本假设付诸实施。小组定期规律会面，一次大约持续一个半小时。所有参与者坐成一圈，每次活动讨论 1 个案例。整个过程着重关注医患关系，探索医患关系层面被忽视的部分。理想状态下，一个巴林特小组应拥有固定的成员，大家连续、全程参加这个小组的工作，成员都有机会作为案例提供者并可以提供正在进行中的临床案例。

巴林特小组首要任务是促进对于医生和患者之间关系的理解和思考。讨论的案例由组长邀请，在小组中自发产生。通常是那些令医生有着强烈感受的患者或医患情形。案例最好是报告式自发的；报告当前与我们持续地存在关系的患者案例，会更有帮助；患者使我们产生强烈的感受，如沮丧、烦躁、困惑、绝望、痛苦、愤怒、怨恨、内疚；我们害怕去见的，或者已经离开却让我们感到尚未完结，或对其无能为力的患者；令人难以入眠的患者；或者被我们“带回家”的患者。

巴林特小组工作流程：第一步：由组长强调小组基本原则：保密、界限、负责、守时。然后询问小组成员谁愿意叙述1个自己在临床工作中与患者之间沟通互动的案例，如有多名组员要求发言，分别简介自己的案例由全体组员举手表决；第二步：由提供案例的组员描述与该患者的沟通过程、存在的问题及困扰，报告完毕，其他成员可以询问她们希望了解的相关细节问题，由案例报告者根据实际情况予以回答；第三步：经过安静思考片刻后，小组成员自由阐述自己的内心想法、躯体感觉等，以及在讨论过程中的想法改变，该阶段案例提供者仅仅是倾听，暂不作发言或反馈；第四步：邀请案例报告者回来并总结发言，根据所有成员的发言重新认识之前没有发现的问题，总结对自己触动最大的发言；最后由组长总结，结束本工作流程，并感谢案例报告者。

小组实践中“思考活跃自由”地开展讨论，多维度、多视角地观察问题所在，增加医生的自我觉察能力，帮助他知晓自己的态度，并促使其改变。医生的思想、感觉和躯体感觉借助巴林特小组进行关系分析和平行呈现，报告者也得到一种新的观念和方式，因此盲点被照亮，困难的交往模式被澄清。

3. 巴林特小组的关注点和对组长的要求　巴林特小组讨论医生和患者之间的关系，并试图知道发生了什么。这种唤起医生感情的患者是非常重要的，可以重现在当下的报告人和小组成员之间。这种移情和反移情的呈现，有助于医生对患者的理解。小组内所有的讨论都是保密的。巴林特小组并不告诉医生“如何做”，也不是仅仅提供支持，也不提供简单的答案，它为医护人员提供了一个安全的环境来表达自己的情感。

IBF 对组长的要求是：①小组长应具备适当的基础培训；②小组长应有之前参加巴林特小组的经验；③小组长应和有资质的小组长一起工作过足够长的时间；④小组长应对医患关系有理解；⑤小组长应接受适当的督导鼓励参与者开放和自由地

表达想法，感受和疑惑。巴林特小组的组长需要创造一个安全的小组氛围以及接纳和信任的环境，通过建立并维护小组规则，全面构建并掌控小组；人格方面要灵活、具有好奇心、容忍不确定性，对报告者和患者都能共情，有能力塑造小组的行为。必要时也代表患者说话，让组员认识到患者可能受到的伤害；引导成员思考有关护患沟通的问题，鼓励反思、共情和同情。通过适当澄清，以“棱镜效应”联结成员的相互作用，形成系统的观点。

4. 巴林特小组的实质　实质是认知与情感的学习。小组讨论最终目的是为医生创造了一个持续的学习环境，让他们有机会通过反复的探索和验证来获得新的认知，在医患关系中理解患者内心感受，认识患者疾病的精神心理的方面，发展和巩固正确的心身医学基本技能，从而促使其更精确、更能共情地理解医患关系和难以相处的患者，并为他们提供有效的支持。

巴林特小组工作常用技术和方法：“fishbowl（金鱼缸）”和雕塑。“金鱼缸”作为一种在大的团体中呈现巴林特小组活动的方式，主要用于对巴林特小组的操作过程进行示范、学习和观摩。按照“金鱼缸”方法，所有在场者分为两部分：一部分是内圈的巴林特小组，另一部分为外圈的观察者，其情形如同“金鱼缸”中的金鱼和周围的观看者。内圈的巴林特小组成员可以来自一个固定的巴林特小组，也可以从整个团体中当场组成巴林特小组进行活动。外圈观察者的任务主要是观摩、观察、学习和思考，主要负责观察组长的干预及小组进程等。

最初被用于家庭心理治疗的雕塑技术作为新颖元素是巴林特小组工作常用技术之一。通过雕塑这样一种非语言形式的系统性视角，了解一个复杂的系统和其中的人际关系及其动力。在巴林特小组工作所关注的医患关系中，常常并不限于医生和患者两个个体。事实上，医生会受到同事、领导、家庭成员的影响，患者也会受到家庭成员、工作、疾病等因素的影响。更全面地了解这些因素有助于从不同角度去理解医患关系。而雕塑可以使这些元素变成“可以看见的故事”，也使得巴林特小组工作信息更为鲜明生动。

在小组的操作中，组长协助案例提供者选择希望在雕塑中呈现的人物、机构、疾病或症状等，并挑选小组成员充当每个角色，但不影响案例提供者建立雕塑。然后由案例提供者摆放每个角色的位置，调整其姿势、朝向等，并在每个角色身后说一句代表其感受或想法的“台词”。雕塑完成后，每个角色花一些时间去体会，案例提供者和其他小组成员则拉开距离去观察与感受整个雕塑。此后，案例提供者按照自己确定的顺序了解每个角色的感受和愿望。待所有角色都发言后，可以选择改变、替换一些角色，并根据新的角色愿望重新布置雕塑，进行新一轮的活动。雕塑结束后，每个扮演者从角色中走出，恢复小组的围坐形式。小组成员使用雕塑中的体验和观察，展开关于医患关系的讨论。改变的不是现实，而是案例提供者的内心图像。我们促动一个变化的视角、演变的情绪关系。这样的话，隐藏的冲突在情绪上变得易于觉察；也能感知到可能的解决方案的线索。

三、巴林特小组的心身医学意义

“一直以来，医生只是根据其对患者病情的判定来决定诊断和治疗，患者有时仅仅被视为一个医疗的对象。长此以往，这必然引起不满和失望。患者的需要可能并未用语言表达出来，这需要医生必须通过观察研究，甚至凭直觉来发觉。要满足这类患者并不意味着仅仅满足患者表达出来的愿望，而是要实现更深层的，通常是无意识的需要，对这类需要的阐释需要复杂而精湛的技术。而探讨这些需要和满足的医学正是‘以患者为中心的医学’，这一术语由 Michael Balint 所创。”

(Phillip Hopkins, 1972)

然而巴林特又说："总的来说，医生更愿意使用从他们的会诊老师那里学到的标签去诊断躯体疾病，而不愿去诊断整个人格层面的问题。真正的诊断可直接将医生导向一个或多或少的合理治疗，但人格问题的诊断几乎未能有此作用。另外，还有这样的信念（常常也并非无理）：躯体疾病比人格问题更重要。"

同样如此，在当代的中国，随着社会的进步和法治的健全，患者的自我保护意识逐渐增强，对健康的要求也不断提高。但中国特殊的文化传统和历史背景下，中国人在面对巨大的精神心理困难甚至创伤时，不愿意面对和接受，往往以躯体症状的方式所呈现，即躯体化。在每种疾病中，患者的躯体、精神和社会问题都是交织在一起的，心血管疾病也不例外。随着众多高新技术的引入，心血管疾病有了革命性的治疗进步，但患者就医的思维模式却融入了更多的精神心理因素及对环境要求的主动行为。因此，心血管疾病伴发的心身障碍已成为当今困惑心血管医务人员最主要的问题。继"双心"医学提出以后，诸多同道孜孜不倦、殚精竭虑，在医疗实践中尊重个体的感受，寻求行之有效的干预技术来提高患者的生活质量。但"双心"医学诊治现状依然不容乐观，许多问题仍急需解决。

为了突破学科发展瓶颈，从大健康、大临床视野来完善"双心"整体体系，在 2016 年第 22 届中华医学会心身医学分会全国年会暨心身医学国际论坛上，成立了中华医学会心身医学分会双心协作学组。该学组通过搭建一个开放而多元的平台，"以患者为中心"进行诊疗实践，更新诊疗思维模式，提高临床实践技巧，尤其是探索适合目前中国国情的"双心"医学发展模式，与患者建立一种和谐的相互依赖的平等关系，使患者在躯体和心理上得到全方位的关怀和治疗，从而促使医学更具人性化。

巴林特小组则将作为心血管医务人员心身医学基本技能的重要课程，对心理和躯体疾病予以共同关注，弥合裂痕，应对挑战。倡导人文关怀，推动医学整合，强调以人为本，坚持心身合一，所以这种医患之间的互动作用对治疗的成功具有无可估量的价值。我们也通过分析性思考的方法给复杂带去反思，给互动带去乐趣，通过引向以患者为中心的心身思考，从而走向更愿意关注患者心身健康的良性循环中去。

60检